Nebensachen

Ansichten eines Arztes

Fröhliche Wissenschaft 109

Dieter Janz

Nebensachen

Ansichten eines Arztes

Gespräche

Mit Texten zu Hippokrates und Paracelsus, Raffael und Dostojewski

Herausgegeben von Sebastian Kleinschmidt und Matthias Weichelt

Matthes & Seitz Berlin

Inhaltsverzeichnis

Sebastian Kleinschmidt, Matthias Weichelt

Gespräche mit Dieter Janz

I

SEBASTIAN KLEINSCHMIDT: Sie sind Arzt, Neurologe, Ihre Spezialität ist die Epileptologie. Generell aber verstehen Sie sich als Gewährsmann der anthropologischen Medizin. Was haben wir uns darunter vorzustellen?

DIETER JANZ: Es ist nicht ganz einfach zu sagen, was medizinische Anthropologie bzw. anthropologische Medizin ist, aber versuchen wir es. Die drei Stücke, die Viktor von Weizsäcker 1927 für die Zeitschrift »Kreatur« verfaßt hat, nämlich »Der Arzt und der Kranke«, »Die Schmerzen« und »Krankengeschichte«, nannte er Stücke einer medizinischen Anthropologie. Und dort sagt er, das Urphänomen der medizinischen Anthropologie und der Hauptgegenstand ihres Wissens sei der kranke Mensch, der eine Not hat, der der Hilfe bedarf und dafür den Arzt ruft. Und dieser Ursprungssituation sollte das Verhältnis von Krankheit und Medizin entsprechen. Die Medizin, wie sie gelehrt wird, ist eine Medizin, die sich mehr einem Etwas zuwendet als einem Jemand. Dieses Gewichtsverhältnis zu ändern, das heißt die Beziehung zwischen Arzt und Krankem menschlich ernst zu nehmen, ist die Absicht einer anthropologischen Medizin. Bis hierhin ist das alles sehr einfach. Der nächste Schritt, der nächste Gedanke ist, sich zu fragen, was unterscheidet den kranken Menschen der anthropologischen Medizin vom Patienten der Schulmedizin? Antwort: daß man ihn als Objekt begreift, das ein Subjekt enthält, und daß der Arzt dieses Subjekt erkennt und anerkennt. Und nun beginnt ein Gespräch. Die Anamnese aus der Schulmedizin gilt natürlich auch in der anthropologischen Medizin. Aber hier wird sie zum Gespräch, in der Schulmedizin ist es eine Erhebung. Eine Erhebung von Tatsachen nach einem gewissen Schema, zuerst Familiengeschichte, also Auflistung der Krankheiten der Eltern und Geschwister, dann der Kinderkrankheiten, der Geschlechtskrankheiten und anderer Leiden, schließlich der Operationen, während in der anthropologischen Medizin der Arzt fragt: Wo fehlt es? Oder, was fehlt Ihnen? Und dann aufmerksam lauscht. Das Lauschen ist eine außerordentlich bedeutsame ärztliche Handlung, auch weil sie alle möglichen Nebentöne mithört. Und das, was der Kranke sagt, führt hin auf den Weg der Heilung, denn er ist es doch, der gesund werden will. Hinzu kommt, daß der Patient mehr von der Krankheit weiß als der Arzt, Dinge weiß, die sich erst im Gespräch erschließen. Und so beginnt der Arzt mit den einfachen, im gewissen Sinne klassischen Fragen: wo, wann, was und warum? Also wo: Wo spüren Sie etwas? Das geht zunächst mal auf die Anatomie zu, wobei die objektive Anatomie eine andere ist als die subjektive, das muß man im Auge haben. Dann das Wann. Wann ist das passiert, wann haben Sie das zuerst wahrgenommen, wann spüren Sie das, wann tritt das auf? Dieses Wann meint mehr als nur die Zeitangabe, es zielt auf den Kontext der Situation, in der die Symptome sich zuerst und dann immer wieder zeigten. Dann geht es zum Was, der Art der Beschwerde. Mechthilde Kütemeyer, eine befreundete Ärztin, hat mir mal erzählt, daß man aus der Heftigkeit, mit der der Kranke seine Schmerzen schildert, auf die Dramatik des Traumas schließen kann. Also auch Nuancen spielen eine Rolle. Und schließlich kommt die letzte Frage, die Frage nach dem Warum. Im schulmedizinischen Verständnis ist das eine Frage nach der Ursache, im anthropologischen aber eine nach dem Sinn. Und das ist ein entscheidender Unterschied.

Empirisch gibt es darauf ganz bezeichnende Antworten. Zum Beispiel eine solche: Das müssen *Sie* doch wissen. Das ist oft ein Hinweis darauf, daß der Kranke nicht mitmacht bei der Ursachenfindung, er bietet das Symptom, und der Arzt soll damit umgehen. Aber so geht das in der anthropologischen Medizin eben nicht. Und nun fragt der Arzt: Was meinen Sie denn, wo das herkommt? Und es ist erstaunlich, was da so herauskommt. Zunächst die Spitzen: Daß man überhaupt so was gefragt wird. Dann die Scheu zu sagen, was man sich selber dabei gedacht hat. Das sind aber Abwehrversuche, die man überwinden muß als Frager. Damit darf man sich nicht zufriedengeben, sondern muß weiter insistieren, und zwar in einer Weise, die es dem anderen erlaubt, ungeniert auch dumme Sachen zu sagen. Und die dummen Sachen sind oft die, die helfen, einen Weg zu finden. Das gilt auch für organische Krankheiten. Es kommt vor, daß sich hier eine psychoneurotische Konstellation anschultert. Zum Beispiel bei Kranken mit einer Multiplen Sklerose oder mit Gelenkrheumatismus. Wenn man fragt, wo das ihrer Meinung nach herkommt, kann einem gleich ein ganzes Familiendrama erzählt werden. Wenn man die Biographik bei chronischen Krankheiten studiert, muß man die erste Schicht wegnehmen, um zu einer tieferen zu gelangen. Zuerst kommen etwa Aggressionen gegen einzelne Familienmitglieder zur Sprache, deren Berechtigung zweifelhaft ist. Und erst dann erscheint vielleicht etwas von Bedeutung, das man in Pathogenese und Therapie einbeziehen sollte. Also das ist die Frage nach dem Warum. So fein sind die Unterschiede zwischen Schulmedizin und anthropologischer Medizin. Das philosophische Gerüst – besser die ärztliche Einstellung – dahinter ist entscheidend. Das gilt besonders für die Sinnfrage. Die kann ja nur gestellt werden, wenn der Arzt eine Vorstellung hat, was der Sinn sein könnte, und wenn der Kranke bereit ist, mitzudenken. Man braucht ja vom Sinn nicht gleich eine umfassende Vorstellung zu haben. Es muß sich einem auch nicht alles sofort erschließen. Weizsäcker benutzt für den Begriff Sinn oft den der Bestimmung. Er fragt, welche Bestimmung hat eine Krankheit in einem Leben. Und man kann, ja, man muß unterscheiden zwischen einer vorletzten und einer letzten Bestimmung. Ich weiß nicht, wo diese Unterscheidung herkommt. Vielleicht wissen Sie es.

KLEINSCHMIDT: Nicht auf Anhieb, aber es leuchtet natürlich ein. Man muß ja nur auf die Sprache hören. Wir haben doch die Eschatologie, die Lehre von den letzten Dingen, und von da ist es nur ein Katzensprung zurück zu den vorletzten. Und so kommt man darauf. Und schon öffnet sich ein neuer Raum.

JANZ: Und wenn man einen Sinn hat dafür, daß es das Vorletzte und Letzte gibt, ist man viel freier, auch danach zu fragen. Das ist doch das Merkwürdige, daß die letzten Dinge auf die vorletzten abfärben. Philosophisch gesehen ein interessantes Phänomen. Deswegen ist die anthropologische Medizin für den nachdenklichen Arzt so anziehend.

KLEINSCHMIDT: Genaugenommen sprechen Sie ja jetzt über Formen der kooperativen Diagnostik zwischen Arzt und Patient. Und da sollte man die Hermeneutik ins Spiel bringen, und zwar in ihrer Gadamerschen Form. Hans-Georg Gadamer hat sein langes Gelehrtenleben lang immer wieder neue Auslegungen dessen gegeben, was Hermeneutik ist. Und eine davon lautet, daß der hermeneutische Zugang zu einem Text – im Falle der Krankheit müßte man sagen zum Text der Erkrankung – darin besteht, ihn als Antwort zu verstehen, genauer gesagt als Antwort auf eine Frage, die man noch nicht kennt. Das Gespräch bestünde dann darin, vom Antwortcharakter des Textes zur Rückgewinnung der verborgenen Frage zu gelangen.

JANZ: Ja, das ist ganz richtig. Das muß auch hier der Zugang sein, nämlich auszugehen von der festen, auf Erfahrung gegründeten Zuversicht, daß hinter der Krankheit ein verborgener Sinn liegt, den der Kranke nicht unmittelbar weiß und den auch der Arzt nicht weiß, und in diesem gemeinsamen Erforschen, diesem gemeinsamen Erkennen sich am Ende einig zu werden, worin dieser Sinn besteht. Das ist übrigens etwas, was man auch in der Psychotherapie erfährt, daß nämlich nur die Deutung wirkt, die dem Patienten einleuchtet.

KLEINSCHMIDT: Man müßte nicht einmal sagen, daß die Deutung stimmt, es genügte festzustellen, daß sie wirkt.

JANZ: Das ist der Schlüssel in der Medizin. Das Wirksame ist das Wahre. Entscheidend ist, zu verstehen, daß Krankheit immer in einen lebensgeschichtlichen Zusammenhang eingebettet ist und daß die ihr zugrunde liegenden Konflikte und Spannungen verborgen sind. Will man sie ans Licht bringen, muß man in die Biographie des Kranken einsteigen. Aus der biographischen Einbettung der Krankheit ergibt sich, daß der Mensch ein zeitgebundenes Wesen hat. Auch Krankheit hat daran teil. Zeitgebundenheit der Krankheit bedeutet, daß durch die Behandlung keine Restitution des vor der Krankheit herrschenden Zustandes erfolgt, daß Heilung nicht heißt: nach der Krankheit ist vor der Krankheit.

KLEINSCHMIDT: Im Gegensatz zum Fußball, wo die Trainer immer sagen: Nach dem Spiel ist vor dem Spiel. Natürlich, der Vergleich hinkt ein wenig …

JANZ: Ja, ja. Und es ist ungeheuer wichtig, das ernst zu nehmen, daß der Mensch nach der Krankheit nicht der Mensch vor der Krankheit ist, nicht sein kann. Auch wenn er selber meint, es zu sein.

KLEINSCHMIDT: Also keine Wiederherstellung. Es gibt zwar Gesundung, aber Heilung ist keine Rückkehr zum vorigen Zustand.

JANZ: Es gibt sie nicht, die Restitutio ad integrum. Gesundung ist keine Wiederherstellung.

KLEINSCHMIDT: Da der laienhafte Patient ja mitsprechen darf in der anthropologischen Medizin, würde ich sagen, daß in der Gesundung doch ein Moment der Wiederherstellung steckt. Da muß man gar nicht das Bild der Reparatur bemühen. Jede Erkrankung wirft den Menschen aus der Bahn, und jede Gesundung führt ihn in die Bahn zurück. Das ist eine Art Wiederherstellung. Aber natürlich nur eine auf Zeit. Als ich eben bei Ihrer Formel »nach der Krankheit *ist nicht* vor der Krankheit« zum Kontrast auf die Fußball-Formel »nach dem Spiel *ist* vor dem Spiel« verwies, merkte ich erst hinterher, daß dies, übertragen auf unser Gebiet, in einem anderen Sinne doch stimmt. Denn niemand kann nach einer Heilung sicher sein, daß er fortan nicht wieder krank wird. Insofern gilt: nach der Krankheit *ist* vor der Krankheit. Die nächste Herausforderung wartet schon auf uns.

JANZ: Aber doch mit einer Erfahrung hinter uns.

MATTHIAS WEICHELT: Vielleicht muß man den Gedanken der Wiederherstellung ein bißchen genauer fassen. Natürlich geht es darum, daß der Mensch wieder mit sich ins reine kommt, daß er nicht mehr sagt, mir fehlt etwas. Nur muß man die Entwicklung dabei mitdenken. Der Mensch, der eine Krankheit durchgemacht hat und von ihr genesen ist, ist nicht mehr derselbe, der er ohne diese physische und geistige Erfahrung war. Er ist ein anderer geworden, und trotzdem wieder bei sich.

JANZ: Ja, so ist es. Und noch mehr. Man erlebt sich wieder neu. Diese Krankheit hatte man ja vorher nicht gehabt. Und es war noch von einem anderen Punkte aus zu zeigen: Der Umgang mit einer Krankheit sollte darauf gerichtet sein, dahinterzukommen, was jemanden krank gemacht hat. Das bedeutet für Arzt wie Patient, die Wahrheit der Krankheit zu finden. Weizsäcker sagt: Jede Krankheit ist eine Krise der Wahrheit und eine Anerbietung von

Wahrheit. Wird man wieder gesund, hat man sich also mit dieser neuerrungenen Wahrheit restituiert. Und noch ein Gedanke. Nämlich die Frage, was wird dieser Mensch? Und zwar sowohl in der Krankheit wie in der Gesundheit. Der Mensch ist immer auf dem Weg. Auf dem Weg zu seiner Bestimmung.

KLEINSCHMIDT: Das berühmte »Werde, der du bist«. Ein Paradox, deswegen ist es ja so schön.

JANZ: Ich hatte jetzt mehr an die Beziehung von Krankheit und Gesundheit gedacht. Ich würde sagen, der Mensch ist immer auf dem Weg hin zur Gesundheit oder weg von der Gesundheit. Er ist immer auf dem Weg hin zu seiner Bestimmung oder weg von seiner Bestimmung. Das meint Weizsäcker.

KLEINSCHMIDT: Ja, das gibt zu denken.

JANZ: Das führt zur Frage des Gesundheitsbegriffs. Für Freud ist die Genußfähigkeit das Leitbild von Gesundheit. Für die Schulmedizin ist es die Leistungsfähigkeit, für die Sozialmedizin die Arbeitsfähigkeit. Das sind alles mehr oder weniger Fremdbestimmungen. Weizsäcker versucht davon wegzukommen, er sagt einmal, Krankheit sei genauso eine Art von Menschlichkeit wie Gesundheit. Gemeint ist, sich menschlich in der Zeit verändern, wachsen, reifen, sterben können.

WEICHELT: Das ist doch eine sehr positive Grundsicht von Krankheit.

JANZ: Ja, ich finde es auch positiv, und zwar im Sinne eines ernsten Zurüstens auf Leben, Lebendigkeit, Entwicklung, und am Ende auf den Tod.

WEICHELT: Das ist das Gegenteil dessen, was heutzutage als erstrebenswert gilt, nämlich das Leben verlängern, immer älter werden, vor allen Dingen den Tod hinausschieben.

KLEINSCHMIDT: Sie haben von der Wahrheit gesprochen, Herr Janz. Und Sie haben gesagt: Wahr ist, was wirksam ist. Man könnte auch sagen: wirksam ist nur die Deutung, über die sich Arzt und Patient im Laufe der Gespräche einig werden. Aber sind denn Wahrheit und Deutung immer heilungsfördernd? Es kann doch auch eine Wahrheit festgestellt werden, die keine Aussicht auf Gesundung eröffnet.

JANZ: Ja, es gibt Krankheiten, die nicht heilen. Franz Rosenzweigs Krankheit, das war so eine. Er litt an einer amyotrophen Lateralsklerose, einer unaufhaltsam fortschreitenden Erkrankung des motorischen Nervensystems. Und daran ist er auch zugrunde gegangen.

KLEINSCHMIDT: Nein, nein, das meinte ich nicht. Sie haben einmal vom Wahrheitsexhibitionismus in der heutigen Ärzteschaft gesprochen, während früher das Gegenteilige galt, nämlich extreme Wahrheitsscheu. Die Scheu bezog sich aufs Mitteilen, nicht aufs Erkennen. Der Arzt wußte mehr und hat es dem Patienten nicht gesagt. Wie steht es mit der Offenheit des Arztes, wenn die Wahrheit bitter und nichts als bitter für den Kranken ist?

JANZ: Offenheit muß nicht zu Reden führen, eine bittere Wahrheit kann man auch schweigend zum Ausdruck bringen. Weizsäcker erzählt, daß Rosenzweig, nachdem er ihn untersucht hatte, nur gesagt habe: Ich frage meine Ärzte nicht, denn ich will nicht, daß sie lügen. »Wir setzen uns zu Tische, als ob nichts vorgefallen wäre.« Das war eine Situation unter Freunden, die sich gut kannten. Dem mit ihm befreundeten Internisten Siebeck, der ihn fragt, ob er sich nicht falsch verhalten habe, ob er den sein Magenkarzinom strikt leugnenden Chirurgenkollegen nicht eindringlich mit der wahren Diagnose hätte konfrontieren müssen, gibt Weizsäcker schlicht zur Antwort: »Hat er wirklich seine Fragen mit der Aufrichtigkeit und Ruhe gestellt, bei der eine wahrheitsgemäße Antwort dann auch gar nicht mehr so unmöglich schwer ist?« Das ist die Aufgabe für den Arzt, eine Situation zu ermöglichen, in der Aufrichtigkeit und Ruhe entsteht als Vorbedingung für die Wahrheit, »die dann nicht mehr *so* schwer ist«. Man sagt, daß heute die meisten

Menschen im Krankenhaus sterben. Darum ist auch Weizsäckers nächster Satz, den er seinem Freund schreibt, von brennender Aktualität: »Ein hilfloses Hineingleiten in eine Situation vor dem Tode, zu deren bewußter Beherrschung doch nicht nur Charakter, sondern auch eine bestimmte geistige Form gehören würde, ist mir eigentlich sehr verständlich und eine ganz gradlinige Folge der ganzen Unsinnigkeit der wissenschaftlichen Medizin« – worunter er eine rein naturwissenschaftliche Medizin versteht. In der alten Medizin ist der Arzt gegangen, wenn der Tod kam. Zu einer humanen Medizin gehört das Sterben mit dazu.

Wahrheit am Krankenbett ist eine bipersonale Beziehung. Der Arzt muß zwischen sich und dem Kranken immer wieder neu die Situation von Frage und Antwort herstellen, von Weiterfragen und Weiterantworten. Und dann zeigt sich, daß sich beide um die Krankheit bemühen, aber das können sie nur, indem sie an das Verborgene herankommen. Und das, was verborgen ist, ist die Wahrheit über diese Krankheit. Natürlich ist das eine absolute ideale Vorstellung, die wir uns jetzt machen, denn wir haben noch nicht vom Widerstand gesprochen, der in jedem Patienten steckt und der schon in dem Satz erscheint: Ich komme zu Ihnen, weil ich gesund werden will. Der Arzt, der weiß, was auf ihn zukommt, müßte das Gespräch eigentlich so beginnen: Wissen Sie, was Sie damit sagen? Wissen Sie, was das bedeutet? Wissen Sie, was für Sie gesund ist? Aber so geht das natürlich nicht. Es kommt darauf an, das Angemessene zu tun, und zwar in jeder Situation. Und das Gespräch ist nicht immer das Angemessene. Nehmen wir jemanden mit akutem Bandscheibenvorfall, der über die Notaufnahme in die Klinik kommt. Er ist vollkommen krumm und steif und hat wahnsinnige Schmerzen. Hier ist unmittelbare Hilfe gefordert. In diesem Zustand beginnt man kein Arzt-Patienten-Gespräch.

II

WEICHELT: Wie kamen Sie eigentlich zu dem Entschluß, Medizin zu studieren?

JANZ: Ich hatte einen Mitschüler, der zu Hause ein kleines Laboratorium besaß und chemische Experimente machte. Das hat mich beeindruckt. Und der war entschlossen, Medizin zu studieren. Außerdem hatte ich mit siebzehn gehört, daß man sich melden könne, wenn man auf der Pépinière in Berlin Medizin studieren wolle. Die Pépinière war eine Pflanzstätte für Militärärzte, dort konnte man umsonst studieren. Man wäre, wenn man genommen worden wäre, Fähnrich geworden und hätte sich festlegen müssen, auf zehn oder zwanzig Jahre beim Militär zu bleiben. Mein damaliger Pfadfinderführer, er war vier oder fünf Jahre älter als ich, war Medizinstudent beim Militär. Der ist noch im Krieg Militärarzt geworden. Und der hat mir in gewisser Hinsicht Eindruck gemacht. Er gefiel mir in seiner Uniform. Ich wußte nicht, ob ich je eine so eindrucksvolle Gestalt würde abgeben können. Ich habe mich nicht so gutaussehend, nicht so kerzengerade gewachsen gesehen. Im übrigen fragt man sich, was kommt denn überhaupt in Frage. Es kam eigentlich nur in Frage: entweder Lehrer oder Richter oder Pfarrer oder eben Arzt. Was gab es denn sonst?

WEICHELT: Journalist.

JANZ: Nein, das kam nicht in Frage. Mein Vater war Pfarrer, er hat es ungern gesehen, wenn ich Zeitung las. Er fand das Deutsch, das in der Zeitung geschrieben wurde, nicht besonders förderlich für den Stil. Er hat gesagt, wenn du in der Schule einen Aufsatz zu schreiben hast, lies einige Tage vorher keine Zeitung.

Mit der Vorstellung, Pfarrer zu werden, hatte ich auch gespielt. Vor der Aufgabe zu stehen, jeden Sonntag für eine halbe oder dreiviertel Stunde etwas Wesentliches, Bedeutsames und

Lebenswichtiges zu sagen – und das schien mir immer das Wesen des Pfarrerberufs zu sein –, hatte etwas absolut Herausforderndes. Ich erinnere mich, daß ich mit siebzehn einmal gesagt habe: Eigentlich müßte man entweder Pfarrer oder Sturzkampfflieger werden. Ich meinte, die Berufswahl sei eigentlich eine Mutprobe. Und Pfarrer zu werden in dieser Zeit, Mitte der dreißiger Jahre, das erforderte ja Mut. Man mußte das Christentum verteidigen. Feigheit war da nicht gefragt. Als ich sagte, ich weiß nicht, ob Medizin oder Theologie, fragte mein Vetter, er war Theologe, was stellst du dir denn vor unter Theologie? Darauf ich: Unter Theologie stelle ich mir etwas sehr Abenteuerliches vor. Darauf er: Na, dann studier mal lieber Medizin.

WEICHELT: Was hieß das damals für Ihren Vater, jeden Sonntag etwas Wesentliches, Bedeutsames und Lebenswichtiges zu sagen? Mußte er sich da nicht exponieren, auf irgendeine Art und Weise Stellung nehmen zu den Zeitumständen? Wie haben Sie das erlebt?

JANZ: Ich erlebte jeden Sonntag, daß er sich exponiert hat, weil er immer eine Fürbitte verlas. Und diese Fürbitte wurde jedes Mal von einem Gestapomann hinten in einer der letzten Bänke mitgeschrieben. Die Fürbitte galt auch den politisch Gefangenen und Leidenden, auch den in den Gefängnissen Sitzenden, manchmal sogar mit Namensnennung, wenn es sich um Pfarrer handelte. Er wurde mehrmals zur Gestapo zitiert, und wir wußten nie, ob er wieder nach Hause kommt – aber das ist immer geschehen. Das Verrückte an der Situation war, daß er in der Partei und in der Bekennenden Kirche war. Und in der Bekennenden Kirche war er sehr entschieden. In der Partei hat er nie aktiv mitgemacht, hat auch nie das Parteiabzeichen getragen. Es war eine Art Erpressung, wie er hineingeriet. Er wurde 1931 auf diese Pfarrstelle in Frankfurt gewählt, und 1933 kamen dann Leute aus der Gemeinde, die sagten: Herr Pfarrer, Sie werden es vielleicht nicht wissen, aber Sie sind seinerzeit mit Hilfe der NSDAP-Ortsgruppe gewählt worden. Wir waren damals auf der Suche nach einem Pfarrer in Ihrer früheren Gemeinde, haben uns Ihre Predigt angehört und erfahren, daß Sie das EK I haben, daß Sie an der Front waren und also ganz in unserem Sinne Deutscher sind. Da haben wir gesagt, das ist unser Mann, und unseren Parteigenossen gesagt, wählt ihn. – Nachdem die NSDAP gesiegt hatte, kamen sie immer wieder und versuchten meinen Vater zu überreden. Sie redeten und redeten, und schließlich ist er zum 1. Mai 1933 eingetreten. Hat, wie gesagt, nie was bei der Partei mitgemacht und ist auch mehrmals wegen seines Verhaltens vor das Parteigericht bestellt worden. Eines Tages sagte der Richter zu ihm, Herr Pfarrer, warum treten Sie nicht aus? Sie haben doch nur Schwierigkeiten in dieser Partei. Und dann sagte er: Hören Sie, ich war Korpsstudent. Und als Korpsstudent kneift man nicht, wenn man ein gutes Gewissen hat. Er hat auch seine Besuche im Jüdischen Krankenhaus fortgesetzt, das auf dem Gemeindegebiet lag. Er ist nach dem Krieg von Juden, denen er geholfen hat, rauszukommen, mehr als entlastet worden. Der Direktor des Jüdischen Krankenhauses, der nach dem Krieg Ordinarius für Orthopädie in Heidelberg geworden ist, hat mir davon erzählt, als ich ihn anläßlich meiner Habilitation besucht habe.

WEICHELT: Wurden Sie gleich zu Kriegsbeginn eingezogen, oder konnten Sie, nachdem Sie 1938 in Marburg immatrikuliert worden waren, noch weiterstudieren?

JANZ: Ich hatte Krampfadern und dadurch das Glück, als nicht ganz tauglich zu gelten. Die ersten zwei Kriegsjahre hat man mich weiterstudieren lassen. Und ich habe statt Arbeitsdienst einen sogenannten studentischen Ausgleichdienst gemacht, ein halbes Jahr, beim Luftschutz in Österreich, wohin ich kommandiert wurde, weil ich vorher an einem polnischen Krankenhaus in Krakau famuliert hatte.

Ich habe auch im Krieg jede Möglichkeit genutzt, um fremde Länder kennenzulernen – als Zivilist, solange das ging.

WEICHELT: Der Wunsch scheint sehr stark gewesen zu sein.

JANZ: Sehr stark. Das war eine gute Zeit. Da gäbe es Abenteuerliches zu erzählen, weil ich auch mit Leuten zusammenkam, die dort im Untergrund waren.

WEICHELT: Polen oder Deutsche?

JANZ: Polen. Einmal war ein Kloster geschlossen worden, weil man den Verdacht geäußert hatte, daß dort Volksdeutsche umgebracht worden waren. Und da habe ich mich für die Untersuchung gemeldet, weil ich mir dachte, daß der Verdacht unbegründet war. Ich bin also mit einem Kollegen nach Jaroslaw gereist, und wir haben bald rausgekriegt, daß das Ganze ein Mißverständnis war. Über zweihundert Jahre alte Särge im Keller des Klosters, die man von außen sehen konnte, waren von Rowdies aufgebrochen und geplündert worden, das sah schlimm aus. Wir haben ein Gutachten gemacht, und das Kloster konnte wieder eröffnet werden. Das geschah mit einem feierlichen Gottesdienst. Es gab aber auch furchtbare Sachen. Die Universität wurde geschlossen, und die Studenten hingen völlig zukunftslos herum, manche wurden umgebracht, andere landeten im Gefängnis – also das hat man erfahren. Andererseits gab es aber auch ein Polen, das noch lebte und an dem man teilnahm, im Krieg, als Zivilist. Das nächste Semester habe ich dann an der deutschen Universität in Prag verbracht, wieder um irgendwie draußen zu sein.

WEICHELT: Wenn ich noch einmal kurz zu Polen fragen darf: Gab es nicht auch eine große Feindseligkeit gegenüber den Besatzern, also auch Ihnen gegenüber?

JANZ: Das war in zivilem Umgang nicht zu spüren. Ich habe nie wieder so herzliche und natürlich auch wodkadurchtränkte Freundschaftsorgien erlebt wie mit den polnischen Kollegen. Und ich war auch verliebt in die Nichte eines dieser Ärzte. Sie war Studentin und hat mich mit anderen Studenten zusammengebracht. Aber ich durfte kein Wort reden, sie wollte nicht, daß man merkte, daß ich kein Pole bin.

WEICHELT: Und in Prag haben Sie dann weiterstudiert?

JANZ: Ja, ein Semester an der Karls-Universität. Ich habe sehr romantisch gelebt in einer Wohnung, die kein elektrisches Licht hatte, nur Petroleum, und mittags in einem russischen Lokal meinen Borschtsch gegessen – das war eine richtige Dostojewski-Atmosphäre. Und im

Deutschen Theater habe ich eine Statistenrolle gespielt, in »Was ihr wollt«. Im Winter 42 wurde ich eingezogen zur Marine-Artillerie nach Holland. In Den Haag kannte ich von einer Trampfahrt vor dem Kriege her den jüngeren Bruder des holländischen Außenministers. Das war eine sehr angesehene Familie. Als ich ihn besuchen wollte, sagte er mir, du kannst nur in Zivil kommen. Ich bin also in Uniform nach Den Haag gefahren, habe mich dort dann in einer Telefonzelle umgezogen und ihn besucht. Er sagte mir jedoch, meiner Familie kann ich dich nicht vorstellen, das ist einfach nicht möglich, die sprechen nicht mit Deutschen. Ich habe es nach dem Krieg auch noch in Polen erlebt, daß ein Kollege, der mich nach Toruń zu einem Vortrag eingeladen hatte, mir sagte, ich würde dich gerne nach Hause mitnehmen, aber ich bin mit einer Frau verheiratet, die Familienmitglieder durch die Deutschen verloren hat, das kann ich ihr nicht zumuten.

WEICHELT: In Holland waren Sie dann zum ersten Mal Soldat?

JANZ: Ja, ich mußte ein Jahr bei der Marine-Artillerie an der Küste liegen und bin dann nach der Grundausbildung gleich zur Sanität gekommen, weil ich Medizinstudent war. Und bei der ersten Gelegenheit zum Weiterstudieren nach Freiburg geschickt worden, wo die

Marinemediziner während der Semester kaserniert waren.

WEICHELT: Haben Sie damals auch bei Heidegger gehört?

JANZ: Ja, eine seiner Hölderlin-Vorlesungen: »Wie wenn am Feiertage«. Man besuchte natürlich auch Heidegger als Student. Ein Mann in Trachtenjacke mit Hirschhornknöpfen, er hat ohne besondere Aura, aber sehr deutlich gesprochen, jedenfalls nicht rhetorisch bewegt, einen nicht eigentlich angesprochen, es war eine richtige Vorlesung. In Freiburg habe ich 1944 auch Staatsexamen gemacht, im Juni, und bin dann nach Memel an das Marinelazarett versetzt worden. Dort kam der Krieg auch auf mich zu, als dieses Kurland aufgegeben wurde. Da habe ich Verwundete auf dem Schiff nach Königsberg begleitet, dann das Schiff wieder zurückgebracht. Ich erinnere mich an furchtbar viele Schießereien, auch das Lazarett wurde beschossen. Aber den Herbst über bin ich abkommandiert worden an ein Lazarett in Holstein und dann den Winter über an ein Lazarett in Mecklenburg. Der Krieg neigte sich seinem Ende zu. Eines Tages, kurz vor Ostern – man hörte schon die Front näherkommen –, bekam ich von meinem Vorgesetzten, einem Nazi, der gespürt hatte, daß ich keiner war, ein kleines Lazarett östlich von Waren zur

Betreuung zugewiesen, mit vierzig italienischen Soldaten, die eine Infektionskrankheit hinter sich hatten. Als ich am nächsten Morgen aufwachte, war das ganze restliche Lazarett abgefahren nach Norden, nach Holstein. Das war, ich kann es genau sagen, am 28. April 45. Sie hatten uns nicht mitgenommen. Da begab ich mich an einen kleinen Ort an der Müritz, denn einer der Gründe für die Feindschaft meines Vorgesetzten war, daß ich genesende Soldaten entlassen hatte, die in der Gegend zu Hause waren. Das war natürlich unmöglich, im Krieg einfach Soldaten aus dem Lazarett zu entlassen. Und dann bin ich zu einem von denen, der mir angeboten hatte, mir im Ernstfall sein Motorrad zu überlassen. Damit fuhr ich wieder zurück. Inzwischen brannten schon Scheunen, die Russen konnten nicht mehr weit sein. Einem vorbeikommenden leeren Wehrmachtslastwagen habe ich meine vierzig italienischen Soldaten aufgeladen und den Fahrer gebeten, sie zum nächsten westwärts gelegenen Hauptverbandsplatz zu bringen. Dann habe ich noch mit den Diakonissen, die meine Rekonvaleszenten betreut hatten, zu Abend gegessen, es kamen immer noch letzte Stoßtrupps vorbei, die schrien nur weg, weg! Als es dunkel wurde, bin ich mit meinem Motorrad nach Waren gefahren und sah auf dem Marktplatz russische

Panzer stehen. Ich kannte Waren und bin außenrum gefahren, nach Westen. Etwa nach fünf Minuten hörte ich ein raues Geräusch: vor mir fuhr ein russischer Panzer. Und dann bin ich an der Seite vorbei, was merkwürdigerweise problemlos ging. Ich bin die ganze Nacht durchgefahren, vorbei an Trecks und Truppen. Zwischen zwei und drei bin ich lange, lange an vor sich hintorkelnden Häftlingen wahrscheinlich des KZ Sachsenhausen vorbeigefahren. Die Russen haben alles vor sich hergeschoben.

WEICHELT: War das für Sie eine schreckliche Entdeckung, daß da KZ-Häftlinge entlangliefen, oder wußte man, daß es die gab und was mit denen passierte?

JANZ: Ich kann es nicht mehr richtig erinnern. Ich erinnere mich nur an elende Gestalten in gestreifter Kleidung. Merkte nur, das müssen Gefangene oder so was sein. Erst viel später ist mir klargeworden, was oder wer das war, nachdem ich gehört hatte, daß die KZ-Häftlinge in dieser Nacht unter Bewachung nach Norden marschieren mußten. In dieser Nacht gab es noch viele kleine Geschichten. Ich kam durch eine alte Stadt, und da stand am Eingang eine SS-Barriere, sie sammelten Flüchtlinge und auch natürlich Deserteure. Ohne Marschbefehl wäre das bedenklich geworden.

Vorsorglich war ich noch am Nachmittag dorthin gefahren, wo unser Lazarett lag, bin in die Schreibstube, es war alles offen, die Stempel und alle Formulare lagen noch da. Sie schienen, als der Lazarettzug angekommen war, alles Hals-über-Kopf verlassen zu haben. Ich habe mir also selbst einen Marschbefehl ausgestellt und ordentlich gestempelt. Ein ganz wichtiges Dokument. Mit dem bin ich auch durch die Barriere gekommen, aber sie haben mir das Motorrad weggenommen. Und da bin ich in meinem herrlichen Marineuniformmantel mit den silbernen Fähnrichs-Litzen zum obersten SS-Offizier und habe gesagt: Kamerad, es ist unmöglich, was Ihre Leute machen. Habe einen Marschbefehl zu Großadmiral Raeder, habe wichtige Nachrichten zu überbringen. Das hatte ich ja selber hingeschrieben, und da habe ich das Motorrad zurückgekriegt. Am Morgen um 7 Uhr war ich in Lübeck. Kurz vor Lübeck, als die Sonne hochkam und es hell wurde, sehe ich linkerhand auf einem kleinen Hügel, so wie es früher die Schlachtenmaler gemalt haben, drei Offiziere mit roten Biesen, Generalstabsbiesen, und offenen Mänteln, Generäle ganz offensichtlich. Die drei standen also auf diesem Hügel und guckten nach Osten, ich dachte, das ist ein gutes Bild. In Lübeck bin ich zum Bäcker, um Brötchen zu kaufen. Da sagte der mir, der Führer hat sich heute nacht umgebracht. Das war die Nachricht, die ich am 1. Mai 1945 sieben Uhr morgens von einem Bäcker bekam. Bin also unsagbar erleichtert weitergefahren nach Holstein rein, da war jetzt nichts mehr. Nach einer halben Stunde hat mich die Feldgendarmerie angehalten. Der Marschbefehl war in Ordnung, ich packte also meine Sachen wieder zusammen, und dann sagte er noch, Führerschein haben Sie auch? Ja, habe ich auch. Drehte das Gas auf und fuhr weg – habe nämlich keinen Führerschein gehabt, woher auch. Wenn die das gewußt hätten, hätten sie gemerkt, daß da was faul war. Das war der letzte Haken an diesem Fluchtabenteuer. Dann bin ich zu einem Freund gefahren, der auch bei der Marine war, im selben Stamm wie ich, dem sie aber, da sie mit uns nichts mehr anfangen konnten, eine Praxisvertretung in Plön in Holstein angeboten hatten. Da passierte auch was Komisches. Ich habe von dort aus meine damalige Freundin, meine jetzige Frau, in Hamburg angerufen. Das Telefon funktionierte. Und sie sagte, gerade marschieren die Engländer ein, vor unserem Haus sehe ich Wagen über Wagen. Und im selben Moment knatterte es bei uns, und ich schmiß mich mit dem Telefon unter die Heizung. Ich sagte, da unten liegend: Hier sind die Engländer auch. Das war mein 1. Mai. Und acht Tage später war ich in Hamburg.

WEICHELT: Und dort begann dann Ihre ärztliche Laufbahn? Das Examen hatten Sie ja vorher schon gemacht.

JANZ: Ja, da meine auf Dauer ins Auge gefaßte menschliche Beziehung ihre Wurzeln in Hamburg hatte – wir waren uns schon zwei Jahre zuvor in Freiburg begegnet –, habe ich eine Pause eingelegt und in »Eppendorf« ein halbes Jahr lang Pathologie »gemacht«. Unbezahlt natürlich.

WEICHELT: Und wovon lebte man?

JANZ: Das spielte gar keine Rolle. Sobald die Post wieder ging, ließ man sich von zu Hause vielleicht zweihundert Mark im Kuvert schicken, Essen war ja billig, man konnte ohnehin nicht viel kaufen. Man ist aufs Land und hat versucht was zu kriegen. Und davon lebte man. Es gab natürlich auch viel Schiebung. Man hatte irgendeine Beziehung zur Zigarettenzuteilung, die man auf dem Schwarzmarkt eingetauscht hat gegen Butter und so etwas. Später, in Heidelberg, habe ich auch noch jahrelang nichts gehabt, aber als Volontärarzt hatte man manche Vergünstigungen. So konnte man zum Beispiel eine Leica beziehen. Denn die Militärregierung hatte den Vertrieb oder Verkauf bestimmter Industriefabrikate begrenzt auf bestimmte Berufe. Genauso war es mit Staubsaugern. Die konnte auch nicht jeder kaufen, aber Krankenschwestern bekamen komischerweise Staubsauger. Und dann habe ich ein paar Krankenschwestern gebeten, mir ihre Lizenz für Staubsauger zu geben, und dann hatte man vier, fünf Stück und konnte die verkaufen oder eintauschen. Und davon lebte man wieder ein paar Monate.

WEICHELT: Und in Hamburg konnten Sie nicht bleiben, weil die Uni noch nicht wieder geöffnet war?

JANZ: Die war noch nicht geöffnet. Aber die hätte ich auch nicht mehr gebraucht. Damals hatte ich die Idee, Missionsarzt zu werden, wußte aber nicht, ob das nach dem verlorenen Krieg noch möglich war. Zunächst wollte ich nach Heidelberg, in erster Linie meines Freundes wegen, der dort in einer Lungenheilstätte lag, an dessen Rat mir viel gelegen war. Außerdem bat mich der ASTA in Hamburg, herauszukriegen, wie man es in Heidelberg zustande bringe, die Uni so bald wieder zu öffnen.

WEICHELT: Und dann gingen Sie also wieder in den Süden, nach Heidelberg. Was waren dort Ihre ersten Anlaufpunkte?

JANZ: Im Juni 1945 kam es zu meiner ersten Begegnung mit Alexander Mitscherlich. Der residierte damals merkwürdigerweise im Hause der Gotheins. Dieses Haus stand wahrscheinlich leer, und Mitscherlich war gerade frisch gekrönt, er war ja für kurze Zeit Minister einer kleinen Regierung und wohnte in diesem hochmodernen Haus, dessen Bauhausstil in Kontrast stand zur Architektur der Nazizeit. Mir war empfohlen worden, mich an ihn zu wenden, durch einen Heidelberger Rechtsanwalt, der auch zu dieser Regierung in Neustadt an der Hardt gehörte, in der Mitscherlich für das Gesundheitswesen zuständig war.

WEICHELT: Wie verliefen Ihre beruflichen Anfänge?

JANZ: Ich hatte mich in Heidelberg bei dem Neurologen Paul Vogel vorgestellt. Ihn hatte Alexander Mitscherlich mir empfohlen als den einzigen klinisch wirksamen Schüler Viktor von Weizsäckers. Drei Tage nach Weihnachten habe ich Professor Vogel, da er nicht in der Klinik war, zu Hause besucht. Das war eine ganz unmögliche Sache. Ich habe geklingelt, er öffnete mir. Ich sagte: Entschuldigen Sie, darf ich mich Ihnen vorstellen? Herr Mitscherlich hat mir gesagt, ich solle mich an Sie wenden. Ich möchte gerne bei Ihnen arbeiten. – Da kommen Sie jetzt zu mir nach Hause? sagte Vogel und drückte die Tür zu. Und da, so hat er es später erzählt bei der kleinen Rede, die er anläßlich meiner Habilitation gehalten hat, hätte ich meinen Fuß in die Tür gestellt und gesagt: Herr Professor, geben Sie mir wenigstens die Gelegenheit, daß ich mich schriftlich vorstelle. – Na, das können Sie ja machen. Ich habe ihm also geschrieben. Bald darauf kriegte ich eine Postkarte: Sie können am 1. Februar bei mir eintreten. Das war natürlich auch eine unbezahlte Stelle. So wurde ich also Volontär bei Paul Vogel. Das war schon was.

WEICHELT: Hatte man da schon eine gewisse Verantwortung?

JANZ: Der Stationsarzt, den ich damals hatte, war ein Ukrainer, der schon im Krieg bei Vogel war, ein kluger und auch guter Arzt. Bei dem machte man zunächst einmal die Visiten mit. Man guckte zu, wie der andere untersuchte, und schrieb die Krankengeschichte auf. Kamen neue Patienten, schrieb man die nächste Krankengeschichte auf. Dann untersuchte man selbst, und so kam man hinein und war sehr bald ein Helfer des Stationsarztes. So ein Stationsarzt hatte vielleicht noch zwei solche Volontäre, so war man zu dritt. Und hatte eine Station von 24 Betten. Das war die Struktur. Das Haus hatte vier solcher Stationen. Diese 24 Betten standen alle in je einem Saal. Und so hatte ich jahrelang die Möglichkeit zu sehen, wie die Patienten miteinander umgehen, wie die Schwestern mit den Patienten umgehen, wie die Ärzte mit den Patienten umgehen. Das sieht man ja bei 24 Betten – wenn man seinen Tisch in der Mitte dieses langen Bettentraktes hat –, man kann seine Beobachtungen machen. Alle passen auf. Dennoch ist es enorm diskret. Als wären unsichtbare Vorhänge zwischen den Betten. Aber es passiert natürlich viel. Der eine bekommt Besuch, der andere nicht. Der eine weint, der andere lacht, alle diese Dinge. Man bekam viel mehr Lebensäußerungen mit als heute in den Krankenzimmern. Heute hat ein Krankenzimmer zwei oder drei Betten. Dann ist man da fünf oder zehn oder fünfzehn Minuten in einer im Grunde künstlichen Atmosphäre, denn alle wissen, jetzt ist der Arzt da. Aber seien Sie mal mit 24 Menschen zusammen und das über mehrere Stunden.

WEICHELT: Das ist schon eine Art Gemeinschaft, die sich auch irgendwie organisieren und disziplinieren muß.

JANZ: Nun sind zwar nicht alle bettlägerig, aber viele. Es ist ein gemeinsamer Raum und ein wechselseitiges Aufeinander-Rücksicht-Nehmen. Oder eben Nicht-Rücksicht-Nehmen. Beides hat Folgen für die Diagnose, für die Behandlung, für den Umgang. Ich verwende dieses Weizsäckersche Wort Umgang, weil es alles bezeichnet, Diagnose, Therapie, Gespräch, Verhalten usw.

Nach sechs Wochen hat Paul Vogel zu mir gesagt, er möchte, daß ich mich für das Sommersemester auf ein Referat über Weizsäckers Vorlesung »Über die ärztliche Grundhaltung« vorbereite. Sechs Wochen hatte ich Zeit. Und ich habe dieses Referat gehalten, das war 1946. Ich besitze den Text noch. Er wurde vor einer Weile abgedruckt, zusammen mit der Vorlesung von Weizsäcker. Und dann, nach diesem Referat, mit dem Vogel offenbar zufrieden war, sagte er: Gut, machen Sie so weiter. Versuchen Sie sich einzulesen und einzuarbeiten. Ich möchte zwei Jahre nichts Schriftliches von Ihnen sehen.

WEICHELT: Das war keine Empfehlung, sondern eine Anweisung.

JANZ: Eine Anweisung, ja. Das heißt, zwei Jahre haben Sie Zeit.

WEICHELT: Aber Sie sollten nicht untätig sein.

JANZ: Nein, nein. Mit nichts Schriftliches war gemeint: keine wissenschaftliche Arbeit. Gemeint war: Machen Sie so weiter. Lernen Sie Neurologie. Untersuchen Sie. Benutzen Sie die Bibliothek. Wir hatten eine ganz gute Bibliothek in der Klinik, den ganzen Freud. Der war auch über die Nazijahre da, die große blaue Ausgabe. Da habe ich vieles – ich will nicht sagen alles – gelesen. Das war neben dem Handbuch für Neurologie eine Grundnahrung für mich, das kann ich schon sagen. Aber diese Sache mit dem »Zwei Jahre nichts Schriftliches von Ihnen sehen«, das ging ja nach zwei Seiten.

WEICHELT: Man wird freigestellt, aber auf ein Ziel hin.

JANZ: So ist es. Und so habe ich es auch empfunden. Ich habe es als Glücksfall angesehen, zwei Jahre lang nur studieren zu können.

WEICHELT: Ohne das sofort verwerten zu müssen.

JANZ: Ja, genau. Ohne es unmittelbar auswerten zu müssen. Das gehört für mich zu den beeindruckenden pädagogischen Leistungen von Paul Vogel. Ich erinnere mich noch an etwas, das dazu paßt. Als Weizsäcker elf Jahre später starb, hat Vogel mich morgens in sein Dienstzimmerchen gerufen und gesagt: Nehmen Sie Platz. Herr von Weizsäcker ist heute nacht gestorben. Das war die Mitteilung, die er mir gemacht hat. Ich habe dazu nichts sagen können außer: Ja, was wird denn nun aus seinem ganzen Werk? Da sagte er: Das muß erst mal alles in die Katakomben.

WEICHELT: Das ist so ziemlich das Gegenteil von dem, was man erwarten würde.

JANZ: Ja, das hatte wieder etwas Kryptisches. Ich habe mir wirklich oft Gedanken darüber gemacht. Na gut, ich wußte, daß man jetzt nicht viel darüber redete, daß man zusah, ob das gärt, ob sich das alles von selbst bewegt. Aber woran merke ich das? Wo muß ich hinschauen? Wo muß ich hinhören? Nichts darüber. Katakomben – da weiß keiner, wo das wieder rauskommt. Das war auch wieder so ein Rat.

WEICHELT: Die normale Reaktion wäre zu sagen: Jetzt ist er gestorben. Wir müssen uns um das Werk kümmern. Wir müssen Editionen machen. Aber Vogel sagte das Gegenteil. Hat Ihnen das eingeleuchtet?

JANZ: Das hat mir sehr eingeleuchtet. Einerseits ist es entlastend, andererseits nimmt es einen in die Pflicht. Man bestimmt den Zeitpunkt mit, wann es hochgeholt wird – wie es dann auch geschah.

WEICHELT: Man muß eine Sache erst mal loslassen und sie sich dann wieder zu eigen machen, ganz im Goetheschen Sinne: Was du ererbt von deinen Vätern hast, erwirb es, um es zu besitzen. Aus dem Bild der Katakombe spricht ja auch die Überzeugung vom hohen geistigen Wert des Weizsäckerschen Werks.

JANZ: Katakomben sind Orte zeremonieller Bewahrung. Was hier lagert, gewinnt spirituelle Existenz.

WEICHELT: Wie macht man als Arzt Erfahrungen?

JANZ: Ich erzähle Ihnen eine symptomatische Begebenheit, eine Art medizinischer Anekdote. Es ist Ausgang Winter. Zwei uns bekannte Männer im mittleren Lebensalter kommen verletzt aus dem Skiurlaub. Der eine hat sich den Arm gebrochen, der andere hat einen bandagierten Fuß. Und in beiden Fällen habe ich gefragt, wie das passiert ist. Ach, sagt der eine, ich bin zu schnell den Hang hinuntergefahren, plötzlich bin ich gestürzt. – Warum sind Sie denn so schnell gefahren? – Ja, es war schon Abend, und die anderen waren alle schon unten. – Wer waren denn die andern? – Mein Sohn und seine Freundin und noch ein paar andere. – Ach, Sie waren mit dem Sohn zusammen? Wie alt ist der denn? – Der ist jetzt fünfzehn. – Kann der gut Ski laufen? – Er kann jetzt besser Ski laufen als ich. Der war sofort unten. – Sind Sie zusammen losgefahren? – Ja, es war schon spät und da sind wir sofort los, und kaum hatte ich mich besonnen, war er schon unten. Ja, und dann bin ich halt gestürzt. – Wollten Sie ihm denn hinterher? – Na klar doch.

Das ist die eine Geschichte. Die andere war ganz ähnlich. Gut. Das war jetzt die kurze Anamnese. Aber was man braucht, ist die Souveränität, nichts für Zufall zu halten. Daß der geschiente Arm und das bandagierte Bein nicht von ungefähr kommen.

WEICHELT: Ist es eine Entscheidung, zu sagen, wir halten nichts für Zufall, oder ist es eine Überzeugung? Ist es eine philosophische oder eine therapeutische Frage? Oder ist es Erfahrung?

JANZ: Es ist eine aus der Überzeugung entwickelte Erfahrung und eine aus der Erfahrung entwickelte Überzeugung.

WEICHELT: Mir scheint, es geht hier nicht nur um interessante, sondern auch um rätselhafte Zusammenhänge, um etwas fast schon Künstlerisches.

JANZ: So ist es. Das ist genau der richtige Begriff. Es ist das Verhältnis zum Rätsel, was zu dieser Art von Fragen führt. Es gibt ja Rätsel, die man nicht lösen kann, und es gibt Rätsel, die man lösen kann. Die Lust ist ein künstlerisches Moment. Die Lust an der Enträtselung, die Lust am Finden von Zusammenhängen, da fängt es an, und das geht natürlich weit über den Verstand und die Empirie hinaus. Am Anfang steht immer die Frage: Warum ist dieser Mensch krank, und warum wird er nicht wieder gesund? Darauf muß man neugierig sein. Und um zu Antworten zu kommen, braucht man eine Begabung zum Assoziativen. Eine Begabung des Verbindens. Das Befriedigende daran ist dieses Spiel von Neugier und Finden.

WEICHELT: Heißt dieses Finden nicht in gewissem Grade auch, daß die gefundene Wahrheit nicht mehr die einzige ist, sondern nur die Ihnen gemäße?

JANZ: Nein, nein, nur die Methode ist die mir gemäße. Die Wahrheit ist die dem Patienten gemäße. Ich habe es oft erlebt, daß Väter sich mit ihren Söhnen messen. Und zwar immer dann, wenn die Söhne an ihnen vorbeizogen, und die Väter, die noch jung sein wollten, ihre Söhne in die Schranken zu verweisen suchten. Und das geht irgendwann schief. Dann muß man diese Erfahrung zu einer Erkenntnis machen, und zwar verbunden mit dem entsprechenden Genuß, zu einer Erkenntnis gekommen zu sein. Und einen bestimmten Vorgang, zum Beispiel den erwähnten Skiunfall, zu einer Erkenntnis zu machen, das ist schon das Medizinische, das Therapeutische.

Mit Paul Vogel war übrigens jede Visite reizvoll. Es gab viele neurologisch interessante Fälle. Zum Beispiel folgende Geschichte: Vogel unterhält sich mit einem Patienten, weil er mit der Symptomatik nicht ganz klarkommt. Er läßt ihn aufstehen, ein paar Schritte gehen, wieder zurückkommen, auf dem einen Bein stehen, auf dem anderen Bein stehen usw. Dann unterhält er sich einen Moment mit ihm. Dann läßt er ihn wieder ins Bett gehen. Vogel geht zum nächsten Patienten. Am Ende der Visite treffen wir uns draußen auf dem Gang, und da sagt er zum Stationsarzt: Sie, hören Sie mal, der da im dritten Bett hinten, den ich habe gehen lassen, das ist doch eine Geschichte. Erzählen Sie mir die mal bei der nächsten Visite. Da hat man genau gewußt, was er wollte, wenn man das hörte. So wurde man mit dem Auftrag entlassen, die Geschichte rauszukriegen. Das heißt also, Vogel wollte, daß man sich mit dem Patienten hinsetzt und ins Gespräch kommt. Um rauszukriegen, was für eine Geschichte hinter der Krankheit steckt. Vogel hat auch ein Seminar mit Medizinstudenten über Krankheiten als literarische Gattung gemacht, also Leidensformen, Krankheitsformen, Genesungsformen in Analogie zu literarischen Formen.

III

WEICHELT: Darf ich noch einmal auf die Frage nach dem Zufall zu sprechen kommen? Es ist doch ein starker Hang in der Weizsäckerschen Medizin, allem Geschehen einen Sinn zuzuordnen, in allem, was passiert, einen Sinn zu entdecken. Das ist ja fast ein theologischer, religiöser, ja künstlerischer Grundzug dieser

Medizin. Sie sagten: Souveränität heißt, nichts für Zufall zu halten. Also alles in einen übergeordneten Rahmen zu stellen, in eine Lebensgeschichte einzubetten, und jeden Beinbruch, jede Angina, alles was einem passiert, zum Teil der Lebensgeschichte zu machen.

JANZ: Warum sagen Sie *machen*? Wenn es doch ein Teil *ist*?

WEICHELT: Machen sage ich, weil ich glaube, daß es vom Patienten her ein aktiver Vorgang ist. Was Kranksein für den einzelnen heißt, muß er selber herausfinden. Er muß selber verstehen, was dahintersteckt. Und deswegen ist es so – das meinte ich mit künstlerischem Grundzug –, daß jeder aufgerufen ist, seine eigene Lebensgeschichte, seine eigene Lebenserzählung zu entwerfen und alles, was ihm auf dem Lebensweg begegnet, zum Teil dieser Geschichte zu machen.

JANZ: Was Sie sagen, entspricht auch einer Grundvoraussetzung der anthropologischen Medizin, daß nämlich der Patient seine Krankheit nicht nur erfährt, sondern auch macht. Wenn es so ist, dann ist es doch sinnvoll, den Teil, den er dazu beiträgt, herauszubekommen, schon im Sinne einer Prävention, daß sich das nicht wiederholt. Den Zufall können wir uns hierbei gar nicht leisten. Sie vielleicht können sich den Zufall leisten, weil Sie nicht wie ich von

Berufs wegen mit der Frage befaßt sind, wo kommt das her. Sie können zu dem verunglückten Skifahrer sagen: das war Zufall. Wenn Sie aber Orthopäde sind oder Unfallchirurg, und der Mann kommt zu Ihnen und sagt: Verflixt noch mal, das hätte ich nicht tun sollen. Ich bin doch schon ein alter Knopp. Als Arzt muß ich doch sehen, daß dieser Mensch unruhig ist und wissen möchte, wo die Sache herkommt. Und so mache ich mich ans Erkennen, ans gemeinsame Erkennen im Gespräch, und ich werde es auch hinnehmen, wenn ich zu keinem Ergebnis komme. Denn es ist selbstverständlich so, daß man in einer großen Zahl von Fällen nicht weiterkommt. Und trotzdem hat man den Versuch gemacht, ein paar Schritte ist man gegangen auf diesem Weg, es war aber nichts zu finden. Und doch würde ich sagen, daß auch in einem solchen Fall nicht der Zufall regierte. Das ist ein methodisches Axiom. Davon muß ich ausgehen. Wenn ich es nicht tue, bevorzuge ich den einen Patienten und benachteilige den andern. Ich sehe auch gar keinen Grund, warum ich als Arzt dem Zufall soviel Gewicht geben sollte. Das würde mich nur dazu verleiten, die eigenen Denkdefizite und damit die des Patienten zu einer objektiv begründeten Erkenntnisschranke zu erklären, und das scheint mir philosophisch nicht richtig zu sein.

Es gibt doch gute Beispiele, nehmen wir nur die Fettsucht. Es wird ja überall besprochen, daß die Männer zu dick oder die Frauen zu dick sind und daß das bedenklich ist. Wo fängt die Fettsucht an? Von wo an ist es eine Krankheit? Wir wissen, daß hier ein Fehlverhalten eine Rolle spielt. Anfänglich gehen diese Leute nicht zum Arzt, weil sie wissen, daß sie ihr Verhalten zwar ändern sollen, aber nicht ändern können. Nun ist ganz klar: wenn so jemand zum Arzt kommt, müßte der ihm nicht bloß eine Diät verordnen oder ihm sagen, iß nur die Hälfte, sondern er müßte an die Quellen seines Fehlverhaltens herankommen, die möglicherweise in einem Umfeld liegen, für das er nichts kann, das er auch nicht ändern kann, es sei denn, er geht da heraus. Es liegt auch zum Teil an einer Unterentwicklung des ästhetischen Bewußtseins. Man kann sich am Beispiel der Fettsucht gut klarmachen, was ein Arzt, wenn er tatsächlich gebeten wird zu helfen, eigentlich tun müßte. Er müßte als erstes sagen: Wollen Sie wirklich? Das müßte die Grundfrage sein. Und meistens kommen beim Patienten dann die Zweifel.

KLEINSCHMIDT: Er könnte auf die Frage doch antworten: Wenn ich hinterher so gut aussehe wie Sie, Herr Doktor, ja, dann will ich.

JANZ: Ja. Da würde ich sofort einsteigen.

Auf eine solche Bemerkung würde ich sagen: Legen Sie Wert darauf, gut auszusehen? Wie ist denn das bei Ihnen zu Hause? Laufen Sie da nackt herum? Vor wem genieren Sie sich, vor wem nicht? Das Genieren würde ich ansprechen, ich würde ihn auch im Genieren bestärken. Das meinte ich mit dem Ästhetischen.

IV

KLEINSCHMIDT: Sie sollten uns noch erzählen, wie Sie zu Ihrem Spezialgebiet, zur Epileptologie, gekommen sind.

JANZ: Nachdem die zwei Lehrjahre, in denen Vogel »nichts Schriftliches« von mir sehen wollte, herum waren, holte er mich 1948 zu einem intimen pädagogischen Gespräch in sein Zimmerchen und sagte: Ich meine, Sie könnten sich jetzt mal mit etwas Wissenschaftlichen beschäftigen. Ich möchte Ihnen vorschlagen, sich um Epilepsie zu kümmern. Es ist einfach so, daß das, was die Patienten von ihrer Krankheit wahrnehmen, nicht in den Lehrbüchern steht. Und was in den Lehrbüchern steht, sich nicht mit dem deckt, was die Patienten berichten. Wenn wir sie fragen, was sie von ihren Anfällen merken, vor allem was sie merken, wenn ein Anfall kommt, dann berichten sie oft erstaunliche Dinge. Vogel hat mich also auf die epileptische Aura verwiesen, auf die Sinneswahrnehmungen vor dem Anfall. Darum sollte ich mich kümmern, und zwar mit der Begründung, daß er die Aura für einen Schlüssel halte zum Verständnis sowohl der Patienten wie des Wesens von Epilepsie. Das war der Einstieg. In den Lehrbüchern steht, es gibt optische, es gibt akustische, es gibt vestibuläre, den Gleichgewichtssinn betreffende Auren. Und so hat man die Selbsterfahrung der Patienten wie die komplexe Natur ihrer Wahrnehmung immer in irgendeine vorgefertigte Schublade geschoben. Das hat Vogel nicht gemocht. Und ich fand das natürlich toll, daß es so einen Chef gibt, der sich freimacht von vorgefaßten Lehrbuchmeinungen. Ich meine, wenn das ein Philosoph gewesen wäre, von dem verlangt man so was geradezu. Aber ein Mediziner, ein Klinikchef – da hatte ich die richtige Wahl getroffen. Der läßt einen selber marschieren. Und wenn was raus kommt, ist es gut. Und wenn nichts rauskommt, auch gut. Das hat man selbst zu verantworten.

WEICHELT: Und kam dann was raus?

JANZ: Ich denke schon. Um auf die Frage einzugehen, mußte ich erst mal in Erfahrung bringen, was Epilepsie ist und was nicht. Nach zwanzig Jahren Befragung, Beobachtung und

Behandlung kam dann ein Buch darüber heraus, das dreißig Jahre später unverändert wieder aufgelegt wurde. Aus dem Dickicht, wie es mir anfänglich aus der Fachliteratur entgegenkam, ist so mit Hilfe der Patienten allmählich eine überschaubare Landschaft geworden, mitteilbar gegliedert, lehrbar – mit dem Ergebnis: *Die* Epilepsie gibt es nicht, es gibt eine Vielfalt von Epilepsien, jede von eigener Art, unterschieden nach Selbsterfahrung und Symptomatik, diagnostischem Zugang und therapeutischem Umgang.

WEICHELT: Und Sie sind mit der epileptischen Aura weitergekommen?

JANZ: Nein, nicht ganz. Das Ordnungsgeschäft hat diese Frage in den Hintergrund gedrängt. Ich hatte jedoch in besagtem Buch auf das wortreich Unbeschreibliche in der Aura von Patienten mit temporaler (Schläfenlappen-) Epilepsie hingewiesen. Daraus hat sich ein interdisziplinäres Projekt entwickelt, das zu einem klinisch und hirnlokalisatorisch nützlichen Unterscheidungskriterium geführt hat, das sich mit technischen Methoden durchaus messen kann. Auf seine ursprüngliche Frage hat Paul Vogel sich dann selbst am Beispiel der Aura von Dostojewski eine großartige Antwort gegeben in seinem Aufsatz »Zur Selbstwahrnehmung von Epilepsie. Der Fall Dostojewski«.

KLEINSCHMIDT: War Ihnen Dostojewski ein guter geistiger Partner bei der Erforschung von Epilepsie?

JANZ: O ja, das kann man wohl sagen.

KLEINSCHMIDT: Erzählen Sie bitte.

GABRIELE JANZ: Darf ich anfangen? Interessant an Dostojewski ist, daß er mehrere Krankheiten hatte, Atembeschwerden, Kreislaufbeschwerden, auch ein Lungenemphysem. Wegen seiner epileptischen Anfälle ist ihm gesagt worden: Sie dürfen nicht mehr schreiben. Er stand vor der Entscheidung: Bleibe ich Dichter oder werde ich gesund. Das ist nicht nur bei Dostojewski ein interessantes Problem, auch bei Rilke. Lou Andreas-Salomé empfahl Rilke, als er eine kreative Hemmung bekam, zu Gebsattel zu gehen, dem berühmten Viktor Emil von Gebsattel, und das hat er nicht gemacht. Er hat gesagt, wenn ich dort hingehe, werde ich psychoanalysiert. In einem Brief an Gebsattel schreibt er am 24. Januar 1912: »Vielleicht sind gewisse meiner neulich ausgesprochenen Bedenken sehr übertrieben; so viel, wie ich meine, scheint mir sicher, daß, wenn man mir meine Teufel austriebe, auch meinen Engeln ein kleiner, ein ganz kleiner (sagen wir) Schrecken geschähe, – und – fühlen Sie – gerade darauf darf ich es auf keinen Preis ankommen lassen.« Und so war das auch bei Dostojewski. Er hat jedenfalls weitergeschrieben. Seine Frau hat gemerkt, wenn etwas im Anzug war, er war dann besonders im Streß. Er litt ja eindeutig an Epilepsie.

DIETER JANZ: Dostojewskis Frau hat einen Anfallskalender geführt, mit Hunderten von Anfällen, alle mit Datum verzeichnet. Aber er hat sich nicht behandeln lassen. Als sie einmal in Genf waren, bekam er eines Abends eine furchtbare Atemnot und mußte unbedingt in Behandlung. Und so ist er nachts noch raus auf die Straße zu einem Arzt, der ihm irgendwas gegeben hat. Und der Arzt hat ihn natürlich befragt. Dostojewski sah sich gezwungen, ihm zu erzählen, daß er häufig epileptische Anfälle bekommt. Der Arzt sagte: Das können wir jetzt nicht besprechen, es ist viel zu spät, aber kommen Sie morgen bitte wieder. Keine Rede davon, daß Dostojewski noch einmal kam. Seine Atembeschwerden waren vorbei. Auch in Berlin ist er deswegen einmal zu einem berühmten Internisten gegangen. Im Wartezimmer hat er noch ein paar Mitpatienten gefragt, was muß man denn bezahlen? Fünf Minuten war er bei ihm drin – diese Fünfminuten-Medizin gab es offenbar schon zu Dostojewskis Zeiten –, der Arzt klopft ihn ab und sagt: Sie müssen zur Kur nach Bad Ems. Ich habe da einen Kollegen, dem schreibe ich. Richten Sie ihm Grüße von mir aus. Er gab ihm die Adresse von dem Kollegen. Dostojewski ist nicht nur einmal, er ist dreimal nach Bad Ems gefahren. Alles nur Erdenkliche hat er dort gemacht, sogar Kaiser Wilhelm getroffen. Aber für seine Epilepsie hat er nichts gemacht. Nichts!

Ich habe mal einen Vortrag darüber gehalten. Da beschreibe ich seine Epilepsie in Sibirien. Sie wissen ja, er war jahrelang verbannt und wollte wieder zurück nach Petersburg, wollte wieder schreiben. Er hatte ja Berufsverbot, er durfte aus politischen Gründen nicht schreiben. Und immer wieder fragt er sich, wie erreiche ich nur, daß ich hier wegkomme. Schließlich konsultiert er einen Arzt, und der sagt ihm, er habe eine genuine Epilepsie. Und da protestiert er. Genuine Epilepsie! Ihm kam es darauf an, daß ihm bescheinigt wird, seine Epilepsie sei durch die Qualen der Haft entstanden. Auf der Rückreise nach Petersburg konsultiert er erneut einen Arzt, weil er wieder Anfälle hatte. Und der sagt ihm, er müsse aufhören zu schreiben, das wäre das einzig Richtige. Das muß man sich mal vorstellen. Ein aus der Verbannung entlassener junger Mann kommt wieder zurück in die Gesellschaft. Was er geschrieben hat, ist noch nicht bekannt. Und er geht zu einem Arzt und sagt, er hätte immer epileptische Anfälle unter diesen Bedingungen. Der Arzt fragt, was sind Sie denn von Beruf? –

Ich bin Schriftsteller. – Wann schreiben Sie denn? – Immer nachts. – Dann hören Sie damit auf. Und seither hat Dostojewski keine Ärzte mehr deswegen konsultiert.

GABRIELE JANZ: Meine Frage an Sie beide ist: Was denken Sie, warum hat dieser Arzt ihm verboten zu schreiben?

WEICHELT: Spontan würde ich sagen, daß Schreiben eine Art Verausgabung ist, die zur Erschöpfung führt und einen so schwächt, daß man krank wird.

GABRIELE JANZ: Aber Verausgabung und Schwächung können in jedem Beruf passieren.

WEICHELT: Ja, gut, wenn Dostojewski 100-m-Läufer gewesen wäre, hätte er wahrscheinlich immer wieder versucht, 100-m-Läufe zu machen.

GABRIELE JANZ: Würden Sie das auch so sehen?

KLEINSCHMIDT: Ich kann die Frage nicht beantworten, es wäre reine Hochstapelei, wenn ich es täte, denn ich weiß zu wenig über Epilepsie. Platonisch betrachtet könnte man vielleicht sagen: Im geistigen Universum war eine Stelle unbesetzt, nämlich die, daß einer die Epilepsie von innen schildert, und zwar ein Schriftsteller, ein Sprachmeister, ein Denker. Dostojewski ist gleichsam der Phänomenologe dieser Krankheit. So gesehen durfte er nicht aufhören zu schreiben. Diese Stelle im Kosmos durfte nicht unbesetzt bleiben. Und Dostojewski wollte sie um jeden Preis besetzen, selbst wenn er dabei draufgegangen wäre.

GABRIELE JANZ: Ich glaube, daß Dostojewski mit Herzblut geschrieben hat. Wenn man das ohne Hilfe und ohne psychotherapeutische Begleitung tut, setzt man sich unglaublich aus. Man ist äußerst verletzbar und vollkommen ungeschützt. Und das ist es, was bei Dichtern und Schriftstellern oft der Fall ist. Das haben die Ärzte nicht bedacht. Sie haben nur gedacht, daß es besser für Dostojewski sei, wenn er überhaupt nicht schriebe. Dann könnte er ein ruhiges Leben führen.

KLEINSCHMIDT: Dann wäre er an etwas anderem erkrankt. Alle künstlerische Produktion speist sich aus seelischen Spannungen, die im Leben nicht auflösbar sind. Schreiben ist eine Art ständiges Gespräch zwischen Ich und Welt, um die rumorenden Dinge zum Ausgleich zu bringen. Das muß man natürlich von Fall zu Fall betrachten. Fest steht nur eins: Wenn man einen genuinen Autor am Schreiben hindert, wird er ganz gewiß krank, davon bin ich überzeugt. Und leider wird er umgekehrt oft auch vom Schreiben krank, denn das Schreiben ist ein Opfergang. Schreiben verzehrt das Leben.

DIETER JANZ: Jetzt sagen Sie es. Das ist bei Dostojewski so gewesen. Und Dostojewski hat tatsächlich diesen Opfergang angetreten, er hat das Opfer auf sich genommen. Denn es kam ihm wirklich darauf an, das hat er oft ausgedrückt, sein Volk, seine Nation geistig zu renovieren, mit einem religiösen Impetus zu befeuern und geradezu zu heiligen. Er war wie besessen davon. Das ist das, was sowohl Westler wie Kommunisten an ihm nicht verstanden haben. Es klang christlich, aber es war national.

WEICHELT: Von der Epilepsie gibt es auch im »Idioten« eindrucksvolle Schilderungen. Fürst Myschkin ist ja quasi eine Jesusfigur, die Epilepsie hat bei ihm Züge von heiliger Ekstase. Was haben Sie von Dostojewski über die Krankheit gelernt?

JANZ: Das Epileptologische im engeren Sinne hat mich stark interessiert, weil es fabelhaft beschrieben ist, in einer Weise, wie man es kaum oder nie von einem Patienten beschrieben bekommt. Ich habe ja 1969 mein Opus magnum, »Die Epilepsien. Spezielle Pathologie und Therapie«, drei Lehrern gewidmet, meinem klinischen Lehrer, meinem wissenschaftlichen Lehrer und meinen Patienten.

WEICHELT: Also Vogel, Weizsäcker und …

JANZ: … Dostojewski. Weil er wirklich als Patient unglaublich ausführlich, genau und überzeugend war, und weil seine Beschreibung der Epilepsiegestalten in seinem Werk zusammengenommen eine im Weizsäckerschen Sinne ideale Krankengeschichte ausmacht.

V

KLEINSCHMIDT: Apropos Geschichten. Erlebt und erfährt ein Arzt wie Sie mit seinen Patienten nur Geschichten, die mit Krankheiten zusammenhängen, oder auch andere? Ich frage das, weil man ja vielleicht in Situationen kommt, wo die Beziehungen und Gespräche so intensiv werden, daß alles Mögliche passieren kann. Man hört nicht nur Geschichten, über die man gemeinsam spricht, es passieren auch welche, über die zu sprechen schwierig ist.

JANZ: O ja, das gibt es. Ich erzähle Ihnen eine. Ich war Assistent an der Neurologischen Klinik in Heidelberg, da kam eines Tages ein Patient mit einer Krankheit, die wir Akromegalie nennen. Alles was hervorsteht, wird hier sehr groß. Die Nase wird groß, das Kinn wird groß, die Hände werden größer, die Finger werden größer. Das war ein Bauer, ein Bauer aus dem Hohenlohischen. Der kam schon so daher im Zustand eines Rübezahls, insofern auch eindrucksvoll. Und er war sozusagen mein Patient, ein älterer, bäuerlicher Mensch, es entstand eine ganz urige Stimmung, und dann hat er mir erzählt, wo er herkommt, und mir fiel ein, daß ich vor nicht langer Zeit eine Wanderung im Hohenlohischen gemacht hatte und dort auf eine Burg gekommen war, in deren Hof mich eine Tafel beeindruckt hatte, auf der zu lesen war, daß der Ritter, der Graf, der da zu Hause war, mit Friedrich II. in Castel del Monte gewesen ist und zu seinem Hof gehörte. Das war in der Zeit, in der ich Ernst Kantorowicz gelesen habe und stark davon beeindruckt war, von seinem »Kaiser Friedrich der Zweite«. Und nun kommt dieser Rübezahl aus dieser Gegend, wo ich in meiner Phantasie natürlich auch noch diesen hohenlohischen Grafen am Stauferhof in Palermo sehe. Und so muß es wohl gekommen sein, daß der Alte sagte, kommen Sie doch mal zu uns und besuchen uns. Das habe ich gemacht, es war in der Zeit, als ich noch Motorrad fuhr, und ich fuhr mit meiner Frau in das Hohenloher Land. Und da – der Hof lag in keinem Dorf, sondern war abseits von allem, ein ganz alter Hof, ich weiß es gar nicht genau zu erinnern. Sie müssen sich vorstellen, es war bald nach dem Krieg. Es war vielleicht 46, 47, und ich war jung, und jetzt so ein alter Bauernhof. Ich weiß nicht, ob die schon Licht hatten, also Elektrizität. In meiner

Erinnerung hätten die auch noch Kienspäne gehabt haben können. Man hat sich nur in der Küche aufgehalten, in deren Mitte ein großer schwarzer Herd stand und wo sich alles abgespielte. Und der Bauer hatte zwei Töchter. Die eine, das war die etwas ältere, war unauffällig, wie man so sagt. Die junge – nun, sie war schöner als eine Fee. Sie war vielleicht fünfzehn, sechzehn Jahre, so etwas Zauberhaftes von Wesen, daß man nur sie mit den Augen verfolgt hat. Und sie tritt ein in diese dunkle Küche. Und auf einmal entstand die Idee, es wäre schön, wenn man dieses Mädchen einladen würde, mal nach Heidelberg zu kommen. Man würde ihr Sachen zeigen können, die sie noch nie gesehen hat. Man hatte das Gefühl, sie hat noch nie ein Auto, eine Eisenbahn oder irgend so etwas gesehen, geschweige denn ein Theater.

KLEINSCHMIDT: Ein paar Neuigkeiten zeigen …

JANZ: Ein paar Neuigkeiten zeigen, ja, ja. Eher die Welt. Sie mit Welt beschenken. Und ja, sie hat zugesagt. Und dann haben wir die Eltern gefragt, und die Eltern sagten hm, hm. Schließlich hatten wir sie überzeugt. Und dann kam sie, mit der Bahn. Wir holten sie ab. Ich glaube, sie schlief bei uns. Und dann haben wir sie natürlich durch die Hauptstraße und natürlich aufs Schloß geführt. Wir waren sehr stolz. So ein Wesen. Sie redete wenig, hat mit großen Augen alles angesehen. Und die Zeit ging vorbei, und sie fuhr wieder nach Hause. Kurze Zeit später kam der Vater zu uns, zog ein Riesentaschentuch hervor und trocknete seine Tränen und erzählte, daß seine Tochter nach Hause gekommen sei und drei Tage später Fieber bekam, sich ins Bett legen mußte und sechs Tage später war sie tot. Das ist die Geschichte. Der Vater kam eigens nach Heidelberg gefahren, um uns das zu erzählen.

KLEINSCHMIDT: Vorwurfsvoll zu erzählen?

JANZ: Nein, nein, um seinen Schmerz mit uns zu teilen, und auch weil er das Gefühl hatte, daß wir sie lieb gewonnen hatten. Und dann fuhr er nach Hause. Wir erfuhren am nächsten Tag, daß er beim Umsteigen in Mosbach auf dem Bahnhof umgefallen ist und tot war.

Das ist so eine Geschichte, eine merkwürdige Geschichte, die man selbst erlebt hat. Natürlich haben wir gedacht, das hätte man nicht tun dürfen … An welch dünnem Faden doch ein Leben hängt!

WEICHELT: Haben Sie im Laufe der Jahrzehnte anders über diese Geschichte gedacht?

JANZ: Da ist nie ganz der Stolz verschwunden, so etwas erlebt zu haben. Bei aller Schuld, oder aller Einsicht, das nicht ein zweites Mal tun zu dürfen. Auf der anderen Seite das Begreifen, daß man möglicherweise etwas getan hat, das Folgen hatte, die man nicht geahnt, aber dennoch eingesehen hat. Die furchtbarste Geschichte ist mir in Berlin passiert. Ich hatte einen Patienten, einen jungen Mann, er war Halbrusse, seine Mutter war Ärztin in Bayern, er lebte in Berlin. Er studierte etwas, wo er überhaupt nicht weiterkam. Er war ein intelligenter, auch anziehender Mensch, bei dem ich den Versuch machte, ihn zu einer gewissen Ordnung, einer Lebensordnung zu bringen. Ich habe ihn nie besucht. Er hat mir immer erzählt, mit welchem Kumpel er zusammenwohnt, unter welchen Verhältnissen. Es war immer sehr genial. Es hatte etwas Musisches, eine poetische Existenz. Mit der Zeit hatte er starke Bindungen an unsere Gespräche, aber es war alles ergebnislos, wurde immer ergebnisloser. Die Gespräche führten zu nichts, zu keinerlei Korrektur. Und es wurde mir immer lästiger. Die medizinische Seite war abgeschlossen. Er nahm seine Medikamente und hatte keine Anfälle mehr. Aber das übrige, nämlich etwas daraus zu machen, das gelang ihm nicht. Es ist mir immer schwerer geworden, auch weil er lange blieb und immer länger blieb. Meine Konzentration war hin. Und dann ist es einmal vorgekommen, daß ich ihn nicht empfangen habe, als er kam. Und dann sehe ich eines Tages, als ich in die Klinik fuhr, seinen Bus – er hatte einen alten VW-Bus – ausgebrannt vorm Eingangstor, er hatte ihn angezündet und sich mit ihm verbrannt.

Das ist die furchtbarste Geschichte, die ich in meinem Leben als Arzt erlebt habe. Aber ich habe sie nur erzählt, weil ich sagen wollte, daß es vielleicht in jedermanns Leben einmal dazu kommt, daß man Interesse erweckt, ja Sympathie, sogar Verehrung, und daß man auf den, bei dem sie geweckt worden sind, nicht so eingegangen ist, wie er es erhofft oder benötigt hat.

VI

KLEINSCHMIDT: Gab es in Ihrem Berufsleben eigentlich Berührungspunkte mit der Theologie?

JANZ: Ja, als ich 1973 nach Berlin berufen wurde, konnte man sich Ungewöhnliches leisten, und so habe ich mir für die Klinik einen Soziologen und einen Psychologen als Stellen erbeten. Mir war klar, daß ich mir von der Universität nicht auch noch einen Theologen geben lassen konnte. Also bin ich zu Bischof Kruse gegangen und habe gesagt: Ich habe einen Ruf nach Berlin, habe eine Klinik an der Freien Universität übernommen, habe die und die Stellen. Uns fehlt noch eine klinische Seelsorge. Der Bischof war baff. Und ich habe hinzugefügt, ich möchte ein Experiment machen. Ich denke an jemanden, der an unseren Visiten teilnimmt, der bei unseren Konferenzen dabei ist und der sich an unseren Entscheidungen beteiligt, zum Beispiel, ob jemand bestrahlt oder operiert wird. Und ich möchte, daß er uns gewisse Zuständigkeiten, die in der Medizin eine Rolle spielen, aber offiziell nicht existieren, lebendig macht. Zum Beispiel das Prinzip Hoffnung. Hoffnung steht in keinem medizinischen Lehrbuch. Oder Trauer. Stellen Sie sich vor, in keinem psychiatrischen Lehrbuch steht, wenn Sie hinten in den Index schauen, der Begriff Trauer. Der Bischof hat gemerkt, daß es mir ernst ist, und hat mir eine Hilfspredigerstelle gegeben, erst mal für zwei Jahre. Wir haben eine erstaunlich engagierte Theologin aus Heidelberg bekommen, sie hat ziemlich viel Unruhe verbreitet und wollte zunächst alles von unten nach oben kehren.

WEICHELT: So eine Art Thomas Müntzer?

JANZ: So in etwa. Aber sie hat die Aufgabe, in meiner Klinik eine neue Form von Seelsorge zu erfinden, sehr ernst genommen. Sie hat später auch einiges darüber geschrieben, zum Beispiel eine Kasuistik über Sterbebegleitung. Sie hat ihre Aufgabe immer klar ins Spiel gebracht, keineswegs mit Bibelsprüchen und Verteilung von Blättchen, sondern entweder als Anfrage in der Klinikkonferenz oder als Anrede beim Patienten selbst: Ich habe gehört, Sie haben Schmerzen. Wie ist denn das, wenn die Schmerzen kommen? Oder: Kriegen Sie Besuch von Ihren Angehörigen? Wer kommt denn da? Und möchten Sie, daß jemand kommt, der nicht kommt? Oder sie hat, wenn die Krankenschwester keine Zeit hatte, jemandem, der enorme Schluckbeschwerden hatte, beim Einflößen des Mittagessens, das ein oder zwei Stunden dauerte, geholfen. Wenn jemand schwer krank war, hat sie ihm den Schweiß von der Stirn oder von den Lippen gewischt. Sie hat alles Leibliche mitgemacht und sich auf diese Art und Weise auch bei den Patienten wert gemacht. Wir hatten einen Patienten, der an einem Hirntumor litt, der entweder operiert oder bestrahlt werden sollte. Wir haben uns in der Beratung für die Bestrahlung entschieden. Und sie konnte mitreden. Denn sie ist mit den Patienten, wenn sie bestrahlt wurden, über das ganze Klinikgelände mitgegangen, er wird gekarrt, dann in irgendeinen Keller geführt, und im Keller steht oder liegt er erst mal eine halbe Stunde, bis er drankommt. Da saß sie dabei. Und je nachdem hat sie ihm die Hand gehalten oder hat sich mit ihm unterhalten. Die Begleitung auf diesen endlosen therapeutischen und diagnostischen Wegen, ohne daß jemand dabei ist, er wird hingeschoben, da steht er dann, und er steht lange, das hat sie alles gespürt, diese Dinge. Sie hat es gespürt bis in die Zeit nach dem Tod. Es ist ja so: Jemand stirbt im Krankenhaus, dann soll er möglichst schnell wegtransportiert werden, dann kommen die Träger. Die Träger sind oft betrunken. Und dann geht es wupp, wupp.

KLEINSCHMIDT: Shakespearsche Figuren.

JANZ: Und das hat die Pfarrerin, die bei dem Leichnam blieb, bis er zur Kapelle abtransportiert wurde, gesehen. Und sie hat gesagt: Bei mir nicht. Und hat die Träger zurechtgewiesen. Die haben das nie wieder gewagt. Da ist ja kein Arzt, keine Schwester dabei. Und dann ist sie mit den Trägern den Weg rüber zur Pathologie gegangen, hat den Toten begleitet. Und hat uns klargemacht, wie man sich eigentlich verhalten soll. Das war eine solche Lehre und eine solche Überraschung für uns Ärzte, so jemanden unter uns zu haben, der – ich kann es nicht anders sagen – weiß, was sich gehört.

KLEINSCHMIDT: Und sie hat das selber auch erst mit der Zeit gelernt?

JANZ: Ja, wir alle haben das erst gelernt. Sie durfte sich ja den ganzen Betrieb ansehen und ihre Rolle definieren. Und sie hatte natürlich Kultur. Und sie hat eben auch die Medizin als Kultur angesprochen. Und uns auch Mut gemacht, über den inneren Zusammenhang von Krankheit und Lebensweise und über deren Bezug zu Religion und Kunst nachzudenken.

VII

KLEINSCHMIDT: Herr Janz, Sie sind jetzt über fünfundneunzig Jahre alt. Ich bin so naiv zu glauben, daß das Alter auch Vorzüge hat. Zum Beispiel den Vorzug zunehmender Freiheit.

JANZ: Absolut. Und zwar in großem Maße. Es erweitern sich die Räume in Richtungen, die man sich immer gewünscht hat. Natürlich treten auch Mängel ein. Für mich besonders der Mangel, daß ich keine Patienten mehr zu sehen bekomme. Die neuen Freiheiten sind nicht so sehr die des ausgiebigen Reisens und auch nicht die des späten Aufstehens, denn längeres Schlafen ist im Grunde verlorene Zeit. Oft denke ich mir: Mein Gott, was habe ich für einen Reichtum an Möglichkeiten. Ich kann lesen, wonach mir der Sinn steht, habe Zeit, mit Menschen zu sprechen, Freunde zu besuchen und Freunde zu empfangen, habe Muße, mein Archiv zu ordnen, Editionen zu planen und zu realisieren, mich an unserem Garten zu erfreuen, einen guten Wein zu trinken, ich fahre dann und wann zu einer Tagung, halte hin und wieder einen Vortrag, gelegentlich ein Seminar mit Studenten hier in meinem Haus, und pflege im übrigen die behagliche Geselligkeit. Obgleich im Hintergrund stets der Gedanke steht, hätte ich nur die Freiheit der vielen Möglichkeiten und müßte nicht auch etwas Bestimmtes tun, weil es von irgendwoher von mir verlangt wird, bekäme ich ein schales Gefühl von diesem Reichtum. Wenn man aufhört, im Beruf zu stehen, und wenn man ein solches Alter erreicht hat wie ich, hat man zunehmend das Gefühl, man überlebt andere. Und es kommt vor, daß man sich fragt, wie man das rechtfertigen will. Und gerechtfertigt ist es ja nur, wenn man etwas Sinnvolles damit anstellt.

KLEINSCHMIDT: Nun gut, es gibt die Pflichten, auch die familiären Pflichten, die lassen wir jetzt mal beiseite, das ist ja selbstverständlich. Man tut sie übrigens gern. Sie sind der Grundstock des Sinnvollen, obwohl es, wie jeder weiß, auch sinnlose Pflichten gibt. Was wäre denn generell das Sinnvolle, sagen wir in der geistigen Beschäftigung? Daß man sich anregen läßt durch Bücher und Gespräche und auf diese Weise versucht eine produktive Existenz zu haben, daß man versucht, auch bei nachlassenden Kräften ein schöpferischer Mensch zu bleiben? Oder ist es mehr etwas Thematisches, nach dem Motto, vor zehn Jahren habe ich mich noch für dies und das interessiert, jetzt interessiert mich was ganz anderes. Was bedeuten würde, daß das Alter selbst neue, ihm gemäße Themen anbietet. Und daß sich je nach Lebensstufe neue Wahlverwandtschaften bilden, auch im Gespräch, das die Seele mit sich selbst führt.

JANZ: Produktiv bleiben ist ein guter Begriff, aber es muß nicht schriftstellerisch gemeint sein. Ich beneide im Augenblick meine Frau, die hier in der Kirchengemeinde in einem Kreis mitmacht, wo sie zu Geburtstagen ältere Leute besuchen und Gespräche mit ihnen führen. Und dann kommt sie zurück und erzählt mir davon. Wir haben Jahrzehnte in Nikolassee gewohnt, ohne irgendeine Notiz zu nehmen von den Menschen um uns herum, und das ändert sich jetzt, und ich werde auch mit einbezogen, und das ist schön. Und es bietet auch neue Möglichkeiten für mich, produktiv zu sein. Da sind ja Menschen, die krank werden, abbauen, man bekommt einerseits einen gewissen Spiegel vorgehalten, andererseits kann man aus seiner langen ärztlichen Erfahrung einiges freundschaftlich zum Gespräch beitragen.

KLEINSCHMIDT: Mir gefällt, was Sie sagen. Ich hatte im stillen gerade gedacht, daß Sie ein zur Freundschaft begabter Mensch sind. Und auch begabt zur Freundschaft mit sich selbst. Das merkt man ja. Das heißt nicht, daß Sie nicht gelegentlich auch Selbstzweifel haben, aber es heißt, daß Sie alles in allem mit sich auf gutem Fuße stehen.

JANZ: Ja, das ist richtig, auch was die Selbstzweifel betrifft. Ich vermittle diesen Eindruck, das weiß ich. Meine Mutter hat mich immer als ein Sonntagskind bezeichnet.

KLEINSCHMIDT: Und Sie sind eins?

JANZ: Ich glaube, ich bin eins. Mit der Freundschaft, da haben Sie ganz recht. Mein eigentlicher Urfreund ist vor acht Jahren gestorben. Wir hatten eine sehr enge Beziehung und gehörten über Jahrzehnte zu einem Kreis von Freunden. Dieser Kreis war maßstabsetzend, nicht nur in Sachen Freundschaft, auch was Gespräch und Geselligkeit betrifft. Ich habe mich immer daran zu halten versucht, auch Jüngeren gegenüber.

Wenn ich auf meine alten Tage mit Studenten ein häusliches Seminar mache, fragen die mich hinterher, warum machen Sie das eigentlich? Die verstehen das zunächst gar nicht.

Oder sie wundern sich. Und dann freuen sie sich. Und daran merke ich, daß es richtig ist, was ich getan habe. Ich bin erstaunt, daß es nicht mehr Ältere tun. Sich in Beziehung setzen zu Jüngeren und mit ihnen ins Gespräch kommen, ich weiß, daß ich das kann, und das würde ich auch gerne fortsetzen.

KLEINSCHMIDT: Das versteht man ja gut. Es ist auch nicht nur Selbstloses dabei. Ich bin nicht so alt wie Sie, aber weiß natürlich auch schon, daß das eigene Lebensgefühl austrocknet, wenn man nur mit Gleichaltrigen verkehrt. Man erlebt gar nicht mehr, zu welchen Sachen man eigentlich noch in der Lage ist. Aber wenn man mit Jüngeren in einem guten, offenen Verhältnis steht, dann entlocken sie einem Dinge, von denen man gar nicht ahnte, daß man die draufhat. Und so regen nicht nur die Jungen die Alten, sondern gelegentlich auch die Alten die Jungen an, so daß auch sie Dinge sagen, die ihnen unter ihresgleichen nicht eingefallen wären. Die Existenz der Menschheit in Generationen, die Gleichzeitigkeit der Lebensalter, ist etwas sehr Schönes und Wertvolles, eine Konstruktion, die ihren Schöpfer ehrt. Leider kommen ihre produktiven Seiten unter dem allgemeinen Zeitdruck viel zu wenig zum Zuge.

WEICHELT: Als Sie von den Freiheiten des Alters sprachen, Herr Janz, habe ich als Gegenmodell an all diejenigen denken müssen, die immer sagen, es gibt nichts Gutes am Alter. Alles, was man Gutes über das Alter sagt, ist Lüge. Das Alter – das sind Lasten, Trübsal und das Ende. Mich hat überrascht, daß Sie nicht von der Gesundheit gesprochen haben. Die ist doch bei vielen alten Menschen das Beherrschende.

JANZ: Das belastet mich etwas, daß Sie mich jetzt als Modell nehmen. Aber ich bin ja nicht allein, bei mir muß man meine Frau mit dazunehmen. Allgemein gesprochen: Dieses Lebensmodell, mit jemanden zusammenzuleben, auch wenn es privat öfters mal knirscht, aber eben zusammen zu sein und zusammenzubleiben, also zu seiner Wahl zu stehen, das geht nur, wenn man, wie vorhin gesagt, mit sich selbst befreundet ist und bleiben will. Die Psychoanalyse sieht darin vielleicht ein Bezähmen der Angst des Scheiterns durch gewaltsame Positivität. Aber ich glaube nicht, daß es so ist. Man ist doch irgendwie geeicht auf ein gelingendes Leben. Man hat es schon als Kind erlebt, daß das Gelingen mehr Freude macht als das Mißlingen, und deshalb will man kein Scheitern. Aber es gibt viele Fallen. Die Welt der Reize, erotische, sexuelle, jederzeit neu und lebendig, stets wirksam, von der Jugend bis ins hohe Alter, immer wieder wird man in die Lage versetzt, damit umzugehen und damit fertig zu werden. Das ist eine der Konstanten des Lebens. Und wenn es in den alten Kirchenliedern heißt, man soll Versuchungen widerstehen, dann weiß ich schon, wovon die Rede ist.

WEICHELT: Die ja auch ihren Sinn haben als belebendes Element.

JANZ: Ja, natürlich haben sie das. Aber je mehr einer erlebt, desto mehr wird er auch bedroht. Belebung und Bedrohung sind sich da sehr nah.

WEICHELT: Alles andere wäre ja reine Abschottung, Kasteiung, und auch eine Form von Lebensschwäche.

KLEINSCHMIDT: Wir wollen nicht hoffen, daß Belebung und Bedrohung immer Hand in Hand gehen, sondern daß es auch Momente von Belebung gibt, die nicht bedrohlich sind. Oder? Ich habe im stillen gerade gedacht, aha, und wenn man dem Heiligen Geist begegnet? Das belebt doch, nicht wahr? Und ist das auch eine Bedrohung? Da könnten Sie natürlich antworten, allerdings, das wäre auch eine Bedrohung, und was für eine. So gesehen würde ich Ihnen zustimmen. Ich finde Ihre Formel sehr anregend. Es gibt einen Text von Botho Strauß, der heißt »Theorie der Drohung«. Da geht es ums Drohen, Bedrohen, Bedrohtwerden und Bedrohtsein. Das ist keine Theorie, sondern eine Erzählung. Und Sie haben uns jetzt eine »Theorie der Belebung« vorgeschlagen, der geradewegs eine »Theorie der Bedrohung« entspricht. Sie sind ein Freund dialektischer Pointen.

JANZ: Nun ja, einen ganz so ausschließlichen Charakter hat das vielleicht nicht, jedenfalls nicht in meiner Biographie. Und doch. Wenn es da ist, das Belebende, das Entflammende, geht es auch in Richtung des Bedrohlichen. Das ist so. Alles in Anspruch nehmen, sich von allem in Anspruch nehmen lassen, kann bedrohlich werden.

KLEINSCHMIDT: Es gibt das schöne Wort von Freud »die Seele altert nicht«. Würden Sie das auch so sehen?

JANZ: Ja, das ist sehr gut. Auch da gibt es viele schöne stellvertretende Erfahrungen, etwa wenn ich an meine Enkel denke. Das ist gegenseitig. Der eine, der verabschiedete sich heute morgen und sagte, also weißt du, wir brauchen uns.

KLEINSCHMIDT: Wie echte Schiffskameraden. Sie sind ja Marinesoldat gewesen.

JANZ: Ja, es hat dieses Flair des Umarmens. Die älteste Enkelin ist zwanzig. Sie ist ein sensibles und sympathisches Wesen, sublimiert in ihrer ganzen Lebensart. Auf der anderen Seite sehr sportlich, sehr ehrgeizig. Für mich ist sie äußerst anziehend. Und mit ihr habe ich, wie soll ich sagen, so was wie eine poetische Beziehung. Ich sagte ihr einmal, sie solle mir doch mal Gedichte schicken, ein oder zwei von einem italienischen Dichter, den sie liebe. Und dann hat sie mir ein Gedicht geschickt. Ich habe mühsam eine Übersetzung versucht. Die habe ich ihr geschickt und dazu gesagt, nun schreib mir mal, wie du das übersetzen würdest. Sie ist zweisprachig. Da hat sie eine Übersetzung gemacht, die viel besser war als meine, sehr viel besser, das habe ich ihr auch gesagt. So was macht mich glücklich. Denn da ist keine Bedrohung dabei. Das sind eben, würde ich sagen, poetische Beziehungen.

KLEINSCHMIDT: Das ist eine sehr gute Konkretisierung. Die Kategorie des Belebenden hat jetzt eine erste Unterabteilung bekommen, die poetischen Belebungen, die sind nicht bedrohlich. Erotische sind bedrohlich. Auch philosophische können bedrohlich sein, oder? Ich weiß nicht, ob man mit neunzig noch mal seine Philosophie wechselt. Halten Sie so was für möglich?

JANZ: Ich glaube es nicht. Ich glaube nur, daß man seine Philosophie im Alter besser durchschaut.

KLEINSCHMIDT: Es gibt einen Satz von Ernst Jünger, der sinngemäß lautet: Keiner stirbt, bevor er nicht seine Aufgabe erfüllt hat.

Ich könnte also auf die Frage, warum Sie so alt geworden und dabei so frohgemut und lebensverbunden geblieben sind, antworten: weil Sie weiterhin eine Aufgabe haben, die Sie gerne erfüllen, die Sie nicht als Last empfinden, die Sie nicht loslassen. Obwohl Sie inzwischen vieles losgelassen haben, Patienten, Assistenten, Studenten, Vorlesungen, Seminare, Vorträge – das Loslassenkönnen gehört ja zur Freiheit. Es gibt viele Menschen, die das nicht können und darüber unglücklich werden, denn loslassen müssen sie ja doch irgendwann. Das ist schon eine große Fähigkeit, nicht nur im Beruf, auch im Leben. In der Biographie eines jeden gibt es das Kapitel Trennungen, und Trennungen sind meist ein erzwungenes Loslassen, ein hartes, schmerzhaftes. Beim freiwilligen Loslassen kommt es auf den Zeitpunkt an, nicht zu früh, nicht zu spät. Man kann gewiß leichter loslassen, wenn man das Gefühl hat, daß die einem anvertraute Sache in gute Hände übergeht. Sein Verbundenheitsgefühl kann man ja nicht einfach abwerfen wie einen abgetragenen Mantel, wenn man sich Jahrzehnte engagiert hat. Und das wäre auch kein gutes Loslassen, wenn man sagt: Nach mir die Sintflut!

WEICHELT: Wenn man Jüngers Satz zum ersten Mal hört, erschrickt man ein wenig, weil er etwas von Schicksalsergebenheit hat. Aber vielleicht kann man ihn auch so verstehen, daß man die Aufgaben als selbstgestellte begreift, anders gesagt, daß man sich immer wieder selbst Aufgaben stellen muß. Und erst wenn das aufhört, ist es mit dem Leben vorbei.

JANZ: Jetzt haben wir die Frage, wie man die Unsterblichkeit erlangt, beantwortet. Es ist ganz einfach: Man muß sich selbst Aufgaben stellen. Schön wäre es ja. In Wahrheit ist es so, daß die Aufgaben auf einen zukommen. Und wann das endet, liegt nicht in unserm Beschluß.

Texte zur Epilepsie
1948–2010

Wut und Anfallgeschehen

Aus der Nervenabteilung der Ludolf-Krehl-Klinik,
Heidelberg. Direktor Professor Dr. Vogel

Drei Krankengeschichten

Vorbemerkung: Die drei Krankengeschichten, zu deren Darstellung ich Herrn Dr. Janz angeregt habe, stammen von Kranken unserer Klinik, in der sie sich, von anderer Seite eingewiesen, zur Beurteilung und Behandlung aufgehalten haben. Zwei von diesen Kranken wurden auch in der klinischen Vorlesung ausführlich besprochen. Am strengen Maßstab tiefenpsychologischer Analyse gemessen, sind diese Krankengeschichten unvollständig, da eine solche analytische Erhellung der Lebensgeschichte der Kranken nicht vorgenommen wurde. Möglich auch, daß auf der somatischen Seite ein Kritiker die eine oder andere Lücke im Status zu bemängeln hat. Wie weit in diesen Grenzen und unter den Bedingungen klinischer Arbeitsweise Einblick in psycho-

somatische Zusammenhänge zu gewinnen ist, darüber vermögen diese aus dem Zusehen und Zuhören entstandenen Krankenberichte Auskunft und Rechenschaft zu geben. Die Anfälle, an denen die Kranken litten und deren Geschehen im Mittelpunkte dieser Arbeit steht, gehören dem epileptischen, dem tetanischen und dem hysterischen Formenkreise an. Damit greift die Arbeit auch in die Diskussion um die drei für die neurologische Klinik grundlegenden Kategorien organisch – funktionell – psychogen ein, auch wenn diese hier nicht ausdrücklich zum Thema geworden ist. P. Vogel

Die Anfälle, deretwegen die Kranken uns aufsuchten, entstammten jeweils einem der drei großen nosologischen Territorien der Neurologie, in denen sich krisenhaft motorische Entladungen abspielen: dem epileptischen, dem tetanischen und dem hysterischen. Was ihre Darstellung nebeneinander rechtfertigt, ist neben der Eindringlichkeit, mit der sich in ihnen eine innige Verknüpfung von Lebensgeschichte und Krankengeschichte kundgibt, die Beziehung der Krankheitsäußerungen zu einem Affektgeschehen – dem der Wut. Da es nicht unsere Absicht sein kann, aus drei Krankengeschichten Gesetzmäßigkeiten ableiten zu wollen, etwa der Korrelation zwischen einem speziellen Affekt und einem ihm zuzuordnenden Anfallsablauf, so werden wir die terminologischen Schwierigkeiten einer peinlichen Differenzierung der Wut von anderen Affektweisen wie Angst, Ärger, Furcht und so weiter übergehend uns damit begnügen können, den mehrdeutigen Begriff des Affekts mit Hans Kunz (Die Aggressivität und die Zärtlichkeit. Bern 1946) als eine besondere Ablaufsweise des Gefühls zu bezeichnen, die dadurch charakterisiert ist, daß der vom Affekt beherrschte Mensch in einen zur motorischen Entäußerung drängenden inneren Spannungszustand gerät. Die Wut läßt sich allgemein durch ihre krisenhafte Plötzlichkeit und ihre besonders intensive Tendenz zur motorischen Manifestation aus der übrigen Skala der Affekte herausheben. Die einen Affekt begleitende »identische Exekutive« des Motoriums, um einen Ausdruck von Rudolf Bilz (Pars pro toto. Leipzig 1940) zu gebrauchen, gehört zur Wut immer wesenhaft dazu, so daß man geradezu sagen kann: keine Wut ohne motorische Entäußerung und kein Wutausdruck ohne Wutstimmung, wobei es uns unter Vermeidung präjudizierender psychophysischer Gesetzlichkeiten auf das Zugleich beider ankommt. Wir wollen jedoch im Auge behalten, daß Wut und Wut nicht dasselbe sind, weder in ihrer Herkunft noch in ihrem Ausdruck. Ihrer genetischen Struktur sind in der psycho-analytischen Literatur eingehende Untersuchungen gewidmet worden, die immer ihre sehr komplexe Entstehungsweise erkennen ließen. In der Bemühung um ihren physiologischen und pathologischen Ausdruck ist man aber, solange man von ihrer psychologischen Nuanciertheit absah und ganz allgemein von Wut sprach, als ob es eine abstrakte Wut gäbe, nicht über vage Beziehungen zum Kopfvasomotorium hinausgekommen. Ob sich überhaupt einmal solche spezielleren Zuordnungen zwischen Erregung und Organ gesetzmäßig erfassen lassen werden, bleibe dahingestellt. Die Voraussetzung hierfür wird nur die Erfahrung geben können, die aus der konkreten Begegnung mit dem Kranken erwächst. Von solchen Begegnungen soll hier berichtet werden.

E. O. suchte im Herbst 1946 unsere Ambulanz auf, weil er in den letzten Wochen einige Anfälle bekommen hatte, bei denen er bewußtlos geworden sei und mit dem rechten Arm und Bein gezuckt habe. Er arbeitet als Automechaniker und ist zweiundzwanzig Jahre alt. Er entstammt einer Arbeiterfamilie, der Vater ist früh gestorben. Unter fünf Kindern ist er der Älteste. Nach der Volksschule, die er mit durchschnittlichen Leistungen absolvierte, ging er in eine Schlosserlehre, meldete sich aber noch vor Abschluß der Gesellenprüfung mit siebzehn Jahren zum Militär, um aktiver Unteroffizier zu werden, und wurde 1941 zur Panzertruppe eingezogen. 1942 kam er nach Rußland und wurde dort zweimal durch Streifschüsse leicht am linken Oberschenkel und linken Unterarm verwundet.

Am frühen Morgen des 14. Januar 1943 wurde er beim Rückzug von einem Spähtruppunternehmen von nachstoßenden Russen überrascht und beschossen. Ein Geschoß traf ihn in die linke Halsseite und schlug dann durch die dünne Lehmwand des Hauses, vor dem er stand. Er spürte selbst nur einen leichten Schlag gegen den Hals, fragte noch: „Was war denn das?« und sank dann rücklings um, noch im Fallen um eine Zigarette bittend. Seine Kameraden fingen ihn auf, er half ihnen noch, seinen Kopfschützer auszuziehen und fühlte auch noch, wie ihm das Blut den Nacken herablief, verlor dann aber das Bewußtsein. Es muß um die Mittagszeit gewesen sein, daß er einmal kurz aufwachte, weil er sich erinnern kann, wie man ihn zu füttern versuchte. Zu vollem Bewußtsein kam er jedoch erst am Abend. Anfänglich konnte er den Kopf kaum bewegen, weil sein Hals dick angeschwollen gewesen sei, und auch nur flüsternd sprechen. Von der linken Schulter, die er nicht mehr anheben konnte, seien Schmerzen zum Hals und Nacken hin ausgestrahlt. Als er in den ersten Tagen versuchte, aufzustehen, wurde ihm schwindlig, so daß er noch fünf Wochen im Bett blieb und dann endgültig aufstand. Nach zehn Wochen Lazarettaufenthalt wurde er als k. v. entlassen. Er fühlte sich auch bis auf die Schwäche in der linken Schulter, die sich unter einer ambulant weitergeführten medicomechanischen Behandlung bald besserte, völlig wiederhergestellt und kam im Oktober 1943 wieder zur Front.

Im Dezember 1943 wurde er erneut verwundet. Durch einen Volltreffer in den Panzer während eines Angriffs wurde seine Besatzung gezwungen, kurz vor der russischen Linie auszusteigen. Er stieg als letzter aus. Seine Kameraden waren schon mit den herannahenden Russen ins Handgemenge gekommen. Den Kommandanten, einen Hauptmann, mit dem ihn ein sehr kameradschaftliches Verhältnis verband, sah er gleich von mehreren Russen bedrängt. Da erinnerte er sich eines Versprechens, das sie sich beide gegeben hatten, daß einer dem anderen in jeder Gefahr und um jeden Preis beistehen solle, ein Versprechen, das der Hauptmann ihm gegenüber schon mehrmals eingelöst hatte, ohne daß er es ihm bisher hatte mit gleichem vergelten können. Noch im Begriff vom Panzer abzuspringen, mußte er sehen, wie ein Russe seine Pistole gegen die Stirn des Hauptmanns hielt und abdrückte. Rasend vor Wut und Schmerz stürzte er sich unter die Russen, schoß seine Pistolen ab und hieb dann mit dem Messer auf sie ein. In dem Augenblick habe er »nur noch rot« gesehen, berichtete er später. Selbst die eigenen, inzwischen herangekommenen Kameraden erschraken vor seinem Wüten. Er raste und tobte, bis eine Handgranate, die seinen linken Fuß zerschmetterte, ihn umwarf. Dann verlor er das Bewußtsein. Seither verfolgte ihn noch oft bis in die Träume hinein diese Szene, immer wieder erlebt er qualvoll, wie sein Hauptmann getötet wird und er ihn nicht beschützen kann. Das Gefühl einer nie wiedergutzumachenden Schuld machte es ihm auch unmöglich, der Frau des Offiziers zu schreiben, wie sie sich auch einander versprochen hatten, wenn einer fallen sollte.

Als er im Lazarett wieder zu sich kam, bemerkte er, daß er an mehreren Stellen verwundet war: Ein Geschoß hatte seine rechte Schulter, mehrere Granatsplitter seine rechte Hand getroffen. Ein Granatsplitter, der über dem rechten Auge in die Augenhöhle eingedrungen war, wurde mit dem Magneten entfernt, der rechte Fuß mußte amputiert werden.

Schon während dieser zweiten Lazarettzeit war ihm aufgefallen, daß, wenn er flach im Bett lag – den Kopf nach hinten gebeugt – ein Brummen und Pfeifen im ganzen Kopf auftrat, das wie Motorengeräusch klang. Als er wieder aufstehen konnte und beim ersten Ausgang einen geschlossenen Kragen tragen mußte, wurde ihm schwindlig. Im Kopf begann wieder das Pfeifen und Brummen, der Boden schwankte, er taumelte wie betrunken. Im Juni 1944 – er war gerade beim Friseur und eben aufgestanden, um sich seinen Kragen wieder zuzuknöpfen – senkte sich zum ersten Male ganz unvermittelt und ganz langsam ein heller Schleier wie ein Vorhang oder ein Nebel, von oben, zuerst über das linke, dann auch über das rechte Auge, so daß er etwa drei Stunden nichts sehen konnte. Dann verschwand er wieder. Währenddem hatte er starke Kopfschmerzen. Diese, die er früher nie gekannt hat, seien überhaupt nach der zweiten Verwundung zum ersten Male und mit den Jahren in immer zunehmendem Maße aufgetreten. Sie zogen vom rechten Hinterhaupt zum rechten Auge, dann über den ganzen Kopf und machten sich immer bei Aufregungen, kurzen Anstrengungen, jähem Lagewechsel, engem Kragen und immer auch, wenn ein

Schwindelgefühl oder die eben beschriebenen und in der Folgezeit immer häufiger werdenden Sehstörungen hinzukamen, stärker bemerkbar.

Ebenfalls seit der zweiten Lazarettzeit war ihm aufgefallen, daß er sich leicht aufregte und schon bei geringfügigen Anlässen, die meist vermeintliche Ungerechtigkeiten gegen ihn oder ihm Nahestehende betrafen, in solche Rage kommen konnte, wie er es zum ersten Male beim Tode seines Hauptmanns erlebte. Dann schoß ihm das Blut zu Kopf, er sah »nur noch rot« und stürmte voll blinder Wut gegen den vermeintlichen Angreifer los und schlug drauf, ohne noch zu wissen, was er tat. Erst wenn er keinen Widerstand mehr spürte, ließ er ab. Ein Gefühl von Reue überkam ihn nie, »er hatte es ihnen halt gegeben wie sie es verdienten«. So schlug er noch im Lazarett mit einem Stuhl auf einen Sanitäter ein, weil der angeblich eine Flasche Cognac unterschlagen hatte, die er für einen Kameraden nach Deutschland bringen wollte. Im Juni 1944 wurde er aus dem Lazarett entlassen und war noch im Genesungsurlaub zu Hause, als die Amerikaner einmarschierten. Im September bekam er einen Wutanfall auf dem Wirtschaftsamt seiner Heimatstadt, weil »diese bürokratischen Lumpen« seiner Mutter keinen Schuhbezugschein geben wollten. Er brüllte die Beamten an, tobte, schlug mit den Krücken auf den Tisch und ging schließlich auf die Beamten los. Er bekam den Bezugschein. Im Frühjahr 1945 kam es zu einer überstürzten Heirat mit einem Mädchen, das er kaum kannte, gegen den Willen der Mutter, mit der er deswegen nun ständig im Streit lag. Nachdem er auch gegen sie einmal tätlich geworden war, überwarf er sich mit der ganzen Familie. Im April 1945 verprügelte er einen Mann auf der Straße, weil er ihn im Verdacht hatte, den Franzosen es angezeigt zu haben, daß er noch eine Pistole besitze. Wenig später erlebte er es, wie in einer Wirtschaft ein gerade aus dem KZ zurückgekommener »Sittlichkeitsverbrecher« vor einigen zuhörenden Franzosen protzige Geschichten erzählte. Weil er ohnehin eine stille Wut gegen Franzosen und KZler hatte, warf er solange störende und abfällige Bemerkungen von seinem Tisch hinüber, bis ein Franzose aufstand und ihm mit dem Gewehrkolben in die Seite stieß. Da habe ihn wieder »die Wut gepackt«. Er schlug dem Franzosen das Gewehr aus der Hand und hieb mit der Krücke auf ihn ein, bis sie durchbrach.

Als er gegen Ende des Jahres seine Frau, mit der er nie gut stand, einmal in Umarmung mit einem Franzosen antraf, bekam er eine solche Wut, »daß er sie hätte totschlagen können«. Er schlug wild auf sie ein, warf sie hinaus und befahl ihr, nie wiederzukommen. Nachdem er so nach und nach alle familiären und freundschaftlichen Beziehungen abgebrochen hatte, zog er sich völlig zurück und ging überhaupt nicht mehr unter die Leute. Er grollte aller Welt. Als er kurz danach, weil sein Stumpf ihm wieder Beschwerden machte, gezwungen war, ihn nachamputieren zu lassen, hielt er es nicht lange im Krankenhaus aus, weil niemand es ihm recht machte. Einer Krankenschwester warf er, weil sie ihm mit einer Spritze Schmerzen gemacht habe, in jäher Erregung ein Wasserglas an den Kopf und verließ wütend das Haus. Da er in seiner Einsamkeit dafür sorgte, daß »ihm ja niemand zu nahe kam«, habe er die nächsten Monate ganz friedlich vor sich hingelebt.

Als er aber im Juli 1946 wieder Verbindung mit seiner Frau aufnehmen mußte, um die Scheidung einzuleiten, kam es zu erneuten Erregungen und Auseinandersetzungen. In diesen Tagen trat der erste Krampfanfall auf. Eines Morgens während des Frühstücks spürte er ein zittriges, schwaches Gefühl im Nacken, als ob ihm der Kopf zu schwer würde. Da er zunächst glaubte, noch nicht recht ausgeschlafen zu haben, stand er auf, um sich zu recken. Dabei überkam ihn ein taumeliges Schwindelgefühl, ein Schleier senkte sich über die Augen, er wollte sich noch festhalten, verlor aber das Gleichgewicht, stürzte hin und wurde bewußtlos. Zufällig herbeikommende Leute berichteten ihm später, daß er mit der ganzen rechten Seite, Gesicht, Arm und Bein, geschlagen und gezuckt habe. Als er nach einer dreiviertel Stunde wieder aufwachte, war ihm zunächst alles fremd, dann aber bald wieder klar, ja er fühlte sich erleichtert, denn die Kopfschmerzen, die ihn ständig in zunehmendem Maß gequält hatten, waren für eine Zeitlang verschwunden. Einen Monat später wiederholte sich der Anfall. Sein kleiner Bruder war zu ihm gelaufen, weil er vom Nachbarn gescholten worden war. Da dieser ein Fremdenlegionär gewesen und jetzt »Liebkind« bei den Franzosen, war er ohnehin nicht gut auf ihn zu sprechen. Er eilte sofort herüber und »stellte ihn zur Rede«, das heißt er wurde handgreiflich, bekam aber gleich von dem Legionär einen Stoß vor die Brust, daß er das Gleichgewicht verlor und die Treppe hinunterstürzte. Jetzt bekam er es wieder mit der Wut, stürzte hinauf, brach die Haustür, dann die Küchentür, hinter der sich der Legionär mit seiner Frau rasch verschanzt hatte, mit der Schulter auf und hieb auf sie los. Auch auf die Frau, die ihrem Mann mit einem Schürhaken zur Hilfe gekommen war, schlug er ein, bis beide »sich nicht mehr mucksten«. Dann verließ er das Schlachtfeld und ging zu seinem Brüderchen, um ihm zu erzählen, »wie ers denen gegeben hätte«. Noch am ganzen Körper zitternd, wollte er sich ein Brot abschneiden, als es ihm wieder schwindlig wurde und er bewußtlos zu Boden stürzte. Wieder schlug und zuckte er mit dem rechten Arm und Bein. (Das Rohheitsdelikt hatte noch ein gerichtliches Nachspiel, in dem er wegen Körperverletzung bestraft wurde.)

Dieser zweite Anfall veranlaßte ihn, zum Arzt zu gehen, der ihn an uns verwies. Auf der Bahnfahrt, während der er langgestreckt auf den Bänken lag, kam es zu einem dritten und am selben Abend in der Unterkunft auf dem Lager zu einem vierten Anfall, wieder mit halbseitigen Krämpfen und Bewußtlosigkeit, ohne daß außer den Anstrengungen der Reise aufregende Erlebnisse vorausgegangen waren.

Bei der neurologischen Untersuchung waren außer einer rechtsseitigen, homonymen Farbunterwertigkeit bei der Prüfung des Gesichtsfeldes keine auf einen zerebralen Prozeß hindeutenden Ausfälle nachzuweisen. Der Augenhintergrund war normal. Die internistische Untersuchung ergibt eine allgemeine und ausgeprägte Übererregbarkeit des vegetativen

Systems mit starker Schweißbildung am ganzen Körper, besonders der Handteller und Fußsohlen, und deutlicher Vasolabilität, die sich in Dermographismus, jäher Röte des Gesichts und fleckiger Röte der Körperhaut schon nach leichten Erregungen äußert.

An der linken Halsseite, in der Gegend der Verwundung, sind keine Narben mehr erkennbar. Bei Palpation ist in der linken Fossa retromandibularis eine etwa zwetschengroße, rundlich glatte, nicht pulsierende, in der Tiefe sitzende Geschwulst zu tasten. Unterhalb der Geschwulst ist der Puls der Carotis deutlicher wahrzunehmen als an der gleichen Stelle rechts. Oberhalb ist er nicht eindeutig. Bei stärkerem und einige Sekunden anhaltendem Druck auf die Geschwulst gibt er einen in das linke Auge strahlenden Schmerz an, außerdem Zunahme der Kopfschmerzen, Flimmererscheinungen und Schwindelgefühle. Bei zwanzig Minuten anhaltendem Druck kommt es zu einer halbstündigen Bewußtlosigkeit ohne Krämpfe. Dabei sinkt der Blutdruck von 150/95 auf 125/75, die Herzfrequenz von 84 auf 72 pro Minute.

Zur Klärung der Jackson-epileptischen Krampfanfälle wird ein Enzephalogramm aufgenommen, das mit einer deutlichen Erweiterung des linken Seitenventrikels, besonders im vorderen und parietalen Abschnitt – während die Differenz im hinteren Abschnitt nur gering ausgeprägt ist – eine diffuse Atrophie der linken Hemisphäre erkennen läßt.

Bei der psychologischen Untersuchung war eine deutliche Merk- und Konzentrationsschwäche nachzuweisen. Er ermüdet während des Gesprächs bald, muß sich längere Zeit auf Namen und Daten besinnen und macht zuweilen widersprechende Angaben über die zeitliche Entwicklung seiner Beschwerden. Die Intelligenz ist seiner Herkunft und Bildung entsprechend. Zunächst sperrt er sich trotzig gegen jede eingehende Befragung: »Mit seinen eigenen Dingen wolle er schon allein zurechtkommen, er brauche niemanden mehr, er wolle sich auch von niemandem mehr etwas sagen lassen. Eine Versöhnung (mit seiner Mutter und den Geschwistern) käme gar nicht in Frage, jedenfalls täte er nicht den ersten Schritt dazu, sie sollten zu ihm kommen.« Nach mehreren Gesprächen wird er zugänglicher und gibt allmählich seine Trotzhaltung auf. Er sieht ein, daß er vielleicht doch nicht immer im Recht war, und erinnert sich jetzt, daß seine Mutter ihm inzwischen schon mehrmals die Hand zur Versöhnung angeboten hatte. Eines Morgens berichtet er freudig-verlegen, daß er seiner Mutter zum Advent einen Gruß geschrieben habe, und fragt, ob er über Weihnachten nach

Hause könne. Da nach dem Befund der Verdacht auf ein stilles Aneurysma der Art. carotis int. besteht, wird er mit der Weisung entlassen, sich nach Weihnachten zur Operation wieder einzufinden.

Nach einem Monat kommt er wieder und berichtet, daß er sich mit seiner Mutter wieder ausgesöhnt habe und wieder mit seiner Familie zusammenlebe. Zu Auseinandersetzungen sei es nicht mehr gekommen. Seine bisher immer über den ganzen Kopf verteilt empfundenen Schmerzen hatten sich auf die linke Kopfhälfte verzogen, seien aber dort jetzt so ausgesprochen heftig, daß er seinen Kopf oft »wie gespalten« fühle. Wenn die Schmerzen sehr heftig würden, komme meist ein Schwindelgefühl dazu. So überkam ihn jetzt zu Hause ein Schwindel, als er einen Ärger mit Holzhacken abreagieren wollte. Seine Schläge seien immer unsicherer geworden, ein Schleier habe sich wieder über beide Augen gelegt, so daß er sich hinlegen mußte. Nach fünf Minuten war der Zustand vorbei. Weil er aber nach zwei Tagen heftiger und andauernder wiederkehrte, legte er sich einige Tage zu Bett. An einem dieser Tage sei wieder solch ein Schwindel gekommen, zugleich mit einem heftigen Schweißausbruch. Dann sei er plötzlich »eingeschlafen«. Beim Aufwachen habe er zunächst die Umstehenden nicht erkannt, sich sehr müde gefühlt, sehr starke Kopfschmerzen gehabt und sich besonders auf der rechten Seite, die auch besonders stark schwitzte, wie zerschlagen gefühlt. Niemand hatte ihn während des »Schlafes« beobachtet.

Eine linksseitig durchgeführte Arteriographie hatte das verblüffende Ergebnis, daß die A. carot. int. sich durchgängig darstellte. Allerdings ließ die schwache Kontrastwirkung keinen Schluß auf das Kaliber des Gefäßes zu. Auch war in der regelrechten Darstellung der A. cerebri ant. kein Anzeichen für einen Kollateralkreislauf von der Gegenseite her zu erkennen. Die schwache Darstellung der A. cerebri media läßt keine Deutung zu.

Gleichzeitig mit der Freilegung der A. carot. comm. wurde auf einer Strecke von 2 cm eine periadventielle Sympathektomie vorgenommen. Nach dem Eingriff fühlte der Patient sich wohl und frei von Kopfschmerzen. Druck auf die Geschwulst löste keine Beschwerden mehr aus. Nach wenigen Tagen kamen die Kopfschmerzen wieder.

Bei der am 30. Januar 1947 von Professor Zenker durchgeführten Operation erweist sich die Geschwulst als ein unmittelbar über der Teilungsstelle der Carotiden in der Wand des Sinus caroticus gelagertes stummes Aneurysma. Da wegen der großen Diastase nach der Resektion eine End-zu-End-Gefäßnaht nicht ausgeführt werden konnte, wird die A. carot. int. unterbunden. Nach der Operation bestanden eine leichte Wortfindungsstörung und Zeichen einer motorischen Aphasie, die sich aber bei seiner Entlassung am 14. Februar 1947 fast vollständig zurückgebildet hatten. Darüber hinaus bestanden keine neurologischen Ausfälle. Subjektiv fühlte der Patient sich völlig wohl und war völlig frei von Kopfschmerzen.

Wir haben ihn im November 1947 – zehn Monate nach der Operation – wiedergesehen. Freudestrahlend begrüßte er uns: wir könnten uns die Untersuchung ersparen, er fühle sich völlig gesund. Kopfschmerzen habe er nie wieder gespürt. Er habe sich nicht lange zu Hause ausgeruht, sondern bald eine Stelle als Nachtwächter in einer Fabrik angenommen. Das mache ihm Freude, weil er eine Verantwortung habe. Außerdem sei oft Gelegenheit, Einbrechern aufzulauern und sie durchzuprügeln. Wutanfälle wie früher seien keine mehr aufgetreten. Mit der Familie stehe er jetzt wieder gut. Er arbeite und verdiene jetzt nur für sie, weil er den jüngeren Geschwistern den Vater ersetzen müsse. Die Arbeit sei anstrengend, weil er alle sechs Stunden Dienst habe. Viermal sei es doch noch zu Anfällen mit Bewußtlosigkeit gekommen. Einmal im Juni, als er sehr müde frühmorgens vom Dienst heimkam und sich zum Frühstück setzte. Da begann ein Brausen im linken Ohr und erfüllte den ganzen Kopf, so daß er ganz benommen wurde, dann fiel er in den Sessel zurück, wurde zehn Minuten bewußtlos, soll aber nicht gekrampft, sondern mehrmals: »Häh, häh?« (pfälzisch = was ist los?) gerufen haben. Danach keine Kopfschmerzen. Am Nachmittag wiederholte sich der Anfall und Anfang September wieder, als er von der Arbeit morgens nach Hause kam. Nach dem Frühstück wollte er ein Formular ausfüllen, habe aber plötzlich nicht mehr weiterschreiben können, obwohl er noch gewußt habe, was er habe schreiben wollen. Dann begann wieder das Brausen im linken Ohr, er konnte sich noch aufs Bett legen und war dann gleich weg. Nach zehn Minuten war er wieder hellwach und konnte weiterschreiben. Der letzte Anfall sei am 7. September gekommen, wieder als er morgens nach Hause kam. Hier kann er sich nicht mehr an Einzelheiten entsinnen. Die Gedächtnisschwäche, eine leichte Wortfindungsstörung und ein Stolpern bei schwierigeren Wörtern bleiben auch weiter die einzigen Befunde bei der Nachuntersuchung.

Was diesen Krankheitsverlauf eindrucksvoll macht, ist die allmähliche Entwicklung seiner

Symptome, die von einer sich verstärkenden Crescendo- und Accelerandotendenz getragen, sich schließlich im Ausbruch epileptischer Anfälle verdichten. Rückblickend darf man so den ersten Anfall blind-rasender Wut während des Gefechts als den Auftakt aller späteren Erscheinungen der durch die Halsverletzung eingeleiteten Veränderungen ansehen. Elf Monate nach der Verwundung bricht der erste Wutanfall aus, dem zunächst noch vereinzelte, ein Jahr später dann sich immer mehr häufende, unverhältnismäßig heftige und mit rohen Gewalthandlungen verbundene Affektausbrüche folgen – nahezu dreiviertel Jahre danach dann der erste epileptische Anfall.

Auch das anatomische Korrelat – die im Enzephalogramm sichtbare Atrophie der linken Hemisphäre, die dem Anfall, wie der Prägestock der Münze, sein halbseitiges Gepräge verlieh –, hat seine Geschichte: An einer anderen Stelle (Dieter Janz, Hemisphärenatrophie nach traumatischem Aneurysma des Sinus caroticus. Diss., Heidelberg, 1947) wurde ausführlicher dargestellt und begründet, daß die Atrophie sicher nicht die Folge einer im Augenblick der Verwundung eingetretenen Kompression der Art. carot. int. sein konnte. Dagegen spricht schon das Fehlen der einer konsekutiven Erweichung entsprechenden Symptomatik – aber auch sicher nicht allein das Resultat einer dauernden Ernährungsstörung infolge der mangelhaften Internadurchblutung war, denn die Zeit wäre bei dem jugendlichen Alter des Patienten der Entwicklung eines kompensationskräftigen Kollateralkreislaufs eher günstig gewesen. Schon der Ort, an dem die Verletzung zur Bildung eines Aneurysmas geführt hat, wies neben der über Jahre allmählich sich ausbreitenden Entwicklung der Symptome auf die Bedeutung eines funktionellen Faktors für ihr Zustandekommen hin, nämlich einer Störung reflektorischer Regulationen, die vom Sinus caroticus ihren Ausgang nahmen.

Unter einer künstlich – durch Druck auf die Sinusgegend – provozierten Reflexwirkung kam es zu einer zwanzig Minuten anhaltenden Bewußtlosigkeit (ohne Krämpfe!). Daß hierfür nicht eine Unterbrechung der Carotisdurchblutung verantwortlich zu machen war, bewies der negative Ausfall des Sinusdruckversuchs nach periadventieller Sympathektomie, die nach der Freilegung der Carotis zur Arteriographie durchgeführt wurde, außerdem der Erfolg der Operation, in deren Verlauf eine völlige Unterbindung der A. carot. int. notwendig geworden war. Es mag noch darauf hingewiesen werden, daß die Dissoziation der Reflexwirkung beim Druckversuch – relativ geringfügiger Einfluß auf Herz und Kreislauf gegenüber der erheblichen zerebralen Beeinträchtigung – und die klinische Symptomatik, die der eines als »zerebrales Carotissinussyndrom« von Herz- und Gefäßsyndromen gesondert beschriebenen Bildes entsprach, es nahelegte, für den Reflexerfolg eine konstriktorische Gefäßantwort der Gehirngefäße verantwortlich zu machen, die weitgehend unabhängig von dem cardiovasculären Geschehen sich am Gehirn auswirkte. Jedenfalls ist reflektorisch ausgelösten vasomotorischen Einflüssen, die über Jahre hindurch am Werk waren, eine wesentliche Bedeutung bei der Schrumpfung der Hemisphäre zuzumessen.

Unter den reflexauslösenden Bedingungen haben neben Druckwirkungen von außen auch emotionale Erregungen, die über den Weg einer Blutdrucksteigerung den pathologisch veränderten Sinus trafen, häufig eine Rolle gespielt, so daß schließlich ein circulus vitiosus eintrat, der so aussah: eine Blutdrucksteigerung beantworteten die Sinusreflexe mit einer über vasomotorische Regulationsstörungen gehenden Beeinträchtigung des Gehirns, die wieder über eine Steigerung der vegetativen Erregbarkeit zu einer die Emotionen begleitenden Blutdrucksteigerung führte, deren Wellen dann wieder den Sinus erreichten. Dem so ineinandergreifenden Fehlerkreis im Organischen entsprach ein ebensolcher im Psychischen: Eine im Augenblick des Todes seines Hauptmanns aus Schmerz und Schuld entzündete Wut, die sich ursprünglich gegen die Feinde richtete, führte zu einer trotzigen Fehlhaltung, die zunächst auf jeden, von dem er sich angegriffen fühlte, schließlich auf »alle Welt« übersprang. Diese steigerte sich mehr und mehr, immer neu genährt aus bekannten und unbekannten Quellen, bis er sich, dem Leben verfeindet, völlig verhärtet zurückzog. Der Atrophie entsprach am Ende ein verbittertes Eremitendasein.

Konsequenterweise mußte auch die Therapie zweigleisig sein. Unter den Aussprachen, die der Operation vorausgingen, wandelte er sich in einen freien und zugänglichen Menschen und söhnte sich mit seiner Familie aus. Nach der Operation erklärte er sich für gesund. Sprechen die Anfälle, die unbeeinflußt weiter auftraten, obwohl alle anderen Beschwerden, wie Kopfschmerzen, Schwindelerscheinungen, Sehstörungen verschwanden, dagegen? Wir kennen diese Erscheinung in der Neuropathologie, daß fokalepileptische Anfälle trotz Narbenexzision, trotz Entfernung des Tumors weiter auftreten können; auch die Experimente von Alexei D. Speransky (A Basis for the theory of medicine; zit. nach Nervenarzt, 1947, Heft 1) belegen dies, in denen die Exzision vereister Rindenbezirke nach einer gewissen Zeit das Fortbestehen von Anfällen nicht mehr verhindern kann. Beginnt schon beim »Ulkusträger« der nur anatomisch orientierte Krankheitsbegriff problematisch zu werden, so am Beispiel dieses Falles auch jeder andere, der nicht die gesamte Entwicklung mit einbezieht.

Die beiden ersten Anfälle waren in biographisch verständlichen Zusammenhängen aufgetreten, den beiden nächsten fehlt schon ein Motiv. Die letzten wurden vom »Kranken« kaum noch registriert. Sie waren autonom geworden, hatten sich losgelöst vom Erlebnis und der Geschichte des Kranken, der sich trotzdem gesund fühlte, ja sie entziehen sich auch einer pathophysiologischen Deutung, die annehmen muß, die Operation habe ihnen auch das letzte Motiv, das der vasomotorischen Fehlregulation entzogen. Es scheint so, daß ein Anfall die Neigung zu einem nächsten Anfall verstärke und daß das einmal in Schwung versetzte Rad selbständig weiterrolle. Auch diese allmähliche Emanzipation von der Biographie bis hin zur gleichgültigen »Erledigung« der Anfälle in späteren Jahren kennen wir bei Epileptikern. So bleiben bei unserem Patienten, der einer geworden ist, der erleidet ohne zu leiden, die letzten

Anfälle zurück wie Petrefakte, die von einer vergangenen Geschichte zeugen – versteinerte Erinnerungen der Wut.

Wir haben keinen Anfall selbst gesehen, können also auch nicht sagen, ob sein Ausdruck mit dem besonderen Charakter seiner brutal nach außen sich entladenden Wut in einem sinnbildlichen Zusammenhang stand. Die zeitliche Entwicklung, in der die Krampfanfälle wie Äquivalente die Wutanfälle ablösten, besonders deutlich im zweiten Krampfanfall, wo beide fast zusammenfallen, legt es nahe, in den Krampfanfällen gleichsam motorische Stümmelformen von Wutszenen zu erblicken. So wäre hier ihr Ausdruck eine pars pro toto geworden, in dem sich Erregung und Organ interferierend ausprägen – ein brutaler Wutaffekt und eine geschrumpfte Hemisphäre.

Eine solche psychophysische Interferenz im Anfallsablauf wird sich beim nächsten Kranken noch plastischer darstellen.

II

Der zweiundzwanzigjährige H. B. entstammt einer bäuerlichen Handwerkerfamilie. Die Mutter hatte nach kurzer glücklicher Ehe mit einem »herzensguten« Mann, nach dessen

Tode, kurz entschlossen den Bruder ihres Mannes geheiratet, ohne diesen länger zu kennen, in der selbstverständlichen Erwartung, daß er ihrem ersten Mann gleichen würde. Aber sie wurde bitter enttäuscht. Der zweite Mann war zwar ein tüchtiger Handwerker und im Dorf geachtet – er hatte ein eigenes Klempnereigeschäft –, im eigenen Hause war er aber ein Tyrann, unberechenbar launisch, jähzornig und starrköpfig. Außerdem war er ein Trinker. Seine Frau hatte nie ein »gutes oder liebes Wort« von ihm gehört. Bei jeder Kleinigkeit gab es Auftritte, die nur dadurch zu beenden waren, daß man ihm recht gab. Anfänglich litt die Frau sehr unter seinen Grobheiten und floh oft vor seinen Zänkereien zu den Nachbarn. Doch mit der Zeit gewöhnte sie sich daran, wurde still und verschlossen. Ihre ungestillte Liebe wandte sie, nächst dem einzigen Sohn aus erster Ehe, unserem Patienten zu, der aus ihrer zweiten Ehe das dritte Kind war. Der erste Sohn aus zweiter Ehe war gefallen. Alle Kinder aus der zweiten Ehe seien keine »Kinder der Liebe« gewesen, sagt die Mutter. Die Verehrung unseres Kranken gilt dem Stiefbruder, der, jetzt dreiunddreißigjährig, sich selbständig gemacht hat und immer dem Vater Widerpart bot. Seiner um ein Jahr älteren Schwester steht er indifferent gegenüber. Sie wird bald heiraten. Mit dem jüngeren, jetzt zwanzigjährigen Bruder lebt er ständig im Streit, weil er ganz dem Vater nachschlägt, schon raucht und trinkt »wie der Alte« und auch ebenso laut und herrisch ist wie er. Am liebsten hat er seine jüngste Schwester, die jetzt sechzehn Jahre alt ist.

Er hat die Volksschule mit mäßigem Interesse besucht, auch sonst, außer dem Sport, keine Sonderinteressen gezeigt. Nach der Schule ging er zum Vater in die Lehre, weil ihm das elterliche Geschäft zugedacht war. Nach der Gesellenprüfung wurde er 1943 zur U-Bootwaffe eingezogen, kam jedoch vor lauter Lehrgängen nicht mehr zum Einsatz.

Am 4. August 1944 erlitt er bei einem Fliegerangriff auf den Hamburger Hafen eine Gehirnerschütterung, weil die Betondecke der Unterkunft, in der er Schutz gesucht hatte, durch eine Bombenexplosion einbrach und auf ihn stürzte. Er lag etwa eine Stunde lang bewußtlos und blutete, als er geborgen wurde, aus mehreren Platzwunden und aus Nase und Mund. Nach vierzehn Tagen Lazarettzeit machte er wieder Dienst, bemerkte aber, daß es ihm nicht mehr so leichtfiel wie vorher, er sei »nervöser und zwazliger« geworden und schon beim geringsten Anlaß »obenraus«. Jetzt kam er oft in Streit mit seinen Kameraden und hatte häufig Kopfschmerzen, was er aber nicht hoch anschlug. Viel gelesen hatte er nie, aber wenn er sich jetzt etwas vornahm, flimmerte es ihm bald vor den Augen und er wurde müde. Solange er noch Soldat war, auch noch in der kurz dauernden Gefangenschaft, schlug er das alles nicht an, machte sich auch keine Sorgen darum, es hatte ihn auch nicht wesentlich beeinträchtigt, erst zu Hause kamen ihm alle diese Beschwerden voll zum Bewußtsein.

Im Juli 1945 kam er an einem Samstag bei seinen Eltern an. Ohne sich auszuruhen, nahm er am Montag seinen Platz in der väterlichen Werkstatt wieder ein, weil er wußte, »daß sein Vater das Herumsitzen nicht leiden konnte«. Zunächst ging es gut, die Arbeit machte ihm Freude; sein Interesse wuchs, als er nach einiger Zeit ein Mädchen kennenlernte und daran dachte, einmal zu heiraten, das Geschäft zu übernehmen, selbständig zu werden. Es gefiel ihm, wenn die Kunden zu ihm kamen, statt zum Vater. Er machte Pläne, äußerte sie auch, etwa, wie das elterliche Haus vergrößert oder der Arbeitsraum erweitert und erneuert werden könnten. Er suchte nach arbeitstechnischen Verbesserungen und fand bald heraus, was an den gewohnten Praktiken umständlich und unmodern war. Aber allmählich machte sich der Vater als Widerstand bemerkbar. Er stand oft hinter ihm, wenn er arbeitete, und hatte etwas auszusetzen. Immer mehr begann er zu räsonieren. Wenn etwas falsch gemacht war, schob er ihm es in die Schuhe; wenn eine Arbeit nicht rechtzeitig fertig geworden war, gab er ihm die Schuld. Ständig war der Vater hinter ihm her, entweder stichelnd oder laut schimpfend. Anfänglich schluckte er allen Ärger runter, zumal ihn die Mutter immer wieder bat, doch ja Frieden zu halten. Aber mit der Zeit konnte er das ständige Beaufsichtigtwerden und Geschimpfe nicht mehr vertragen, und seit dem Unfall schon gar nicht mehr. Er gab Widerreden, die der Vater sich verbat, indem er ihn einen grünen Jungen nannte, der das Maul zu halten habe. Dann gingen ihm einfach die Zügel durch, er bekam einen roten Kopf und der Streit war da. Aber immer behielt der Vater das letzte Wort. Seine Mutter riet ihm, doch einfach fortzulaufen und die Arbeit liegen zu lassen, aber das konnte er nicht, denn er fühlte sich im Recht. Das zog sich lange hin und wurde immer unerträglicher. In einem halben Jahr hatte er sich vierzig Pfund »runtergeärgert«. Bald konnte er kaum noch etwas essen, weil ihm der Vater jedes Stück Brot, das er nahm, verbitterte. Jedes Essen »versalzte« er ihm mit seinen Bemerkungen. Als dann schließlich der Vater einmal die Beziehung zu seinem Mädchen zum Anlaß nahm, ihm Vorhaltungen zu machen, kam es im Anschluß an einen Streit zum ersten Anfall. Weil er es übernommen hatte, für die Hasen, die seiner Freundin gehörten, Futter zu besorgen, warf ihm der Vater vor, daß das Mädchen ihn noch einmal ganz arm machen werde, außerdem habe er nur noch Augen für sie und nicht mehr für seine Arbeit. Er bekam einen roten Kopf und widersprach. Es kam zu einem immer heftigeren und lauteren Wortwechsel. Dabei überkam ihn der Anfall. Der Kopf sank vornüber auf den Tisch, die Hände verkrampften sich. Man bemühte sich sofort um ihn, legte ihn ins Bett, machte feuchte Wickel, rief nach dem Arzt. Nur der Vater stand abseits und erklärte alles für Verstellung, verhielt sich aber die nächsten Tage zurückhaltend. Nach acht Tagen kam es wieder zu einem Streit und wieder zu einem Anfall, wenige Tage darauf wieder und nun bald alle Tage. Einmal an einem Sonntag sogar dreimal, einer sogar, nachdem er sich mit seiner Freundin gezankt hatte, weil sie ihn vom Kino zurückhalten wollte, in das er gehen wollte: »Der Arzt habe es doch verboten …« Weil die Anfälle immer häufiger wurden, fuhr er in die Klinik nach Heidelberg und wurde, weil er zunächst vier Wochen Urlaub nehmen wollte, danach zur stationären Beobachtung wiederbestellt.

Während seines Urlaubs, den er im September dieses Jahres in Bayern mit seinem Stiefbruder verlebte, trat kein Anfall auf, aber gleich wieder am ersten Tag zu Hause: der Vater hatte ihn aufgefordert an einer Installationsarbeit bei einem Weinbauern im Nachbardorf mitzuhelfen. Er willigte ein, nachdem der Vater ihm versprochen hatte, nichts zu trinken. Aber als sie zu dritt mit dem Lehrjungen bei der Arbeit waren und der Bauer mit dem Weinkrug erschien, wollte der Vater nichts mehr davon wissen und trank doch. Der Bauer hielt mit. Der Vater hörte nicht auf die Einwände des Sohnes, der schon ahnte, was wieder daraus werden würde, sondern ließ bald die beiden allein weiterarbeiten und zechte mit dem Bauern. Es wurde Abend, die Arbeit war fertig, der Sohn drängte zum Aufbruch – der Vater zechte aber immer weiter. Er war schon so betrunken, daß er sich nichts mehr sagen lassen wollte. Als man ihn endlich nach langem Warten und Drängen zum Auto gebracht hatte, ließ er sich nicht davon abbringen, sich selbst ans Steuer zu setzen. Der Sohn mußte sich fügen, weil der Vater ganz rabiat wurde und nach ihm schlug. Schon beim Anfahren streiften sie eine Hauswand. Die nächste Kurve nahm er nicht vollständig, sondern warf dabei ein Straßenkreuz um und fuhr in den Straßengraben. Man schob den Wagen wieder auf die Straße und fuhr wieder an. Jedes Mal, wenn der Sohn bei der halsbrecherischen Fahrt dem Vater ins Steuer fallen wollte, schlug er ihm auf die Finger und brüllte ihn an. Ein entgegenkommender Wagen wurde gestreift, der Vater fuhr weiter. Allmählich spürte der Sohn, »wie ihm das Blut zu Kopfe stieg«. In den Fingern begann wieder das Kribbeln. Als dann plötzlich der Wagen nach rechts über die Böschung durch den Straßengraben aufs Feld fuhr und mit den Vorderrädern in einem Rain hängen blieb, fiel er aus dem Wagen aufs Feld, blieb liegen, die Hände verkrampften sich. Wieder entlud sich ein Anfall. Der Vater war auf der anderen Seite herausgefallen, aufgestanden und in der Dunkelheit verschwunden. Der Lehrjunge lief ins Dorf, um Unterstützung zu holen. Nachdem man den Vater irgendwo schlafend aufgelesen hatte, legte man ihn zu dem Sohn, der ebenfalls schlief, auf das Auto und fuhr beide nach Hause. In seinem Zimmer wachte der Sohn wieder auf, als er hörte, wie der Stiefbruder mit dem Vater schalt. Da überkam ihn eine furchtbare Wut, er rannte hinaus und schlug auf den Vater ein. Weil er aber jetzt fürchten mußte, keine ruhige Nacht mehr zu haben, wenn der Vater seinen Rausch ausgeschlafen hatte, ging er zu seinem Mädchen und schlief dort. Früh am Morgen fuhr er nach Heidelberg in die Klinik.

Als wir ihn das erstemal sehen, liegt er schon zur Visite bereit im Bett. Den Kopf aufgerichtet, die Augen weit geöffnet bietet er den Eindruck eines von ängstlich-gespannter Erwartung geladenen Menschen. Bei den ersten Worten der Unterhaltung läuft der Kopf rot an, die Temporalgefäße treten hervor, er antwortet zögernd mit weit aufgerissenen Augen, bis sich diese Spannung mit der Nennung seines Vaters entlädt, der schuld an all den Aufregungen sei, die seine Anfälle verursachten. – Er ist groß, schlank und kräftig. Auffallend ist die Diskrepanz zwischen dem Gesamteindruck aus Gestik, leiblicher Entwicklung und sprachlichem Ausdruck, demnach er älter erscheint als er ist, und dem mimischen Ausdruck, in dem sich in den ersten Tagen fast immer ein kindlich naives, ängstliches Erschrecken ausprägte. Am Nervensystem war kein krankhafter Befund zu erheben, bis auf einen positiven Chvostek, der aber nicht immer auszulösen war. Die Eigenreflexe waren lebhaft, Trousseau neg., Ulnaris- und Peronäusphänomen nicht auszulösen. Ein Star bestand nicht. Rachitische Veränderungen waren nicht nachzuweisen. Der Calciumspiegel des Blutes betrug 10,5 mg%.

In der Selbstwahrnehmung des Kranken stellt sich der Anfall so dar: In der Erregung kommt es zu langsamen und tiefen Atemzügen.

Nach etwa zehn bis zwanzig Zügen wird der Atem allmählich schneller, heftiger und laut keuchend. Inzwischen hat sich ein kribbelndes, wuselndes Gefühl in den Unterarmen bemerkbar gemacht, das sich zunächst von den Ellenbogen in die Hände hinein bis in die blaß entfärbten Fingerspitzen ausbreitet. Während nun die Atmung unter immer heftigeren und ächzenden Stößen vor sich geht, werden die Finger unruhig und reiben sich aneinander. Dann werden diese Bewegungen langsamer, weil die Finger von einem steifen Krampfgefühl gestreckt werden, der Daumen nähert sich gestreckt dem kleinen Finger, die Ellenbogen pressen sich angewinkelt an den Körper. Mittlerweile hat das prickelnde Gefühl auf das Gesicht übergegriffen, brennt über der ganzen Kopfhaut, der Mund verkrampft sich unter dem Kribbeln zu einer Schnauze. Das hält nicht lange an. Unter allmählichem Nachlassen im Gesicht wandert das brennende Gefühl über die Brust zum Leib hin. Gleichzeitig wandert ein gleiches Brennen, das in den Oberschenkeln begonnen hat, nach oben zu, um in der Mitte des Leibes sich mit dem von der Brust herkommenden zu verschmelzen. Jetzt ist der Anfall auf dem Höhepunkt. Der Kopf und alle Glieder werden von einem äußersten Krampf, der von der Leibesmitte ausgeht und zu ihr hin zurückstrahlt, ergriffen. Die Knie sind angewinkelt zum Leib hingezogen, die Ellenbogen in den Leib gepreßt, die Unterarme, mit denen er kurz vorher noch schlagende Bewegungen ausführte, liegen reglos verkrampft parallel aneinander bis zu den gestreckten Fingern. Der Kopf wird zur Brust hin abgebeugt. Diese Phase eines Hochkrampfes dauert etwa zehn Minuten. Dann beginnt die Lösung, indem die noch ächzend stoßweise Atmung in ein lautes Schluchzen übergeht. Langsam entspannen sich alle Glieder und beugen sich in großer Ermüdung zurück. Das rhythmische Schluchzen geht in ein unaufhaltsam flutendes Weinen über, das den erschöpften Körper erschüttert. Im Weinen kommt der Schlaf über ihn, aus dem er nach einigen Stunden wieder frisch und erlöst aufwacht.

Nach einigen Tagen Beobachtung ist kein Anfall spontan aufgetreten, übers Wochenende war er zu Hause und berichtet, daß er dort wieder einen Anfall gehabt habe, nach einer Auseinandersetzung mit dem Vater, weil dieser den Verdacht geäußert hatte, neulich im Rausch von ihm geschlagen worden zu sein.

Zu einem Hyperventilationsversuch erklärt er sich sofort bereit, legt sich ohne Umstände auf das Untersuchungsbett und beginnt ohne wesentliche Instruktion mit unmäßig tiefen

Atemzügen. Schon nach drei Zügen hat er einen hochrot-flammenden Kopf, die Gefäße treten hervor. Nach wenigen weiteren Zügen scheint die Atmung automatisch geworden zu sein. Nach kaum einer Minute wird er unruhig und winkelt die Arme etwas an. Die Atmung wird noch tiefer und erscheint extrem forciert, als ob er unter Zwang atme. Nach anderthalb Minuten wälzt er sich hin und her, die Arme werden stärker angewinkelt, die Beine überkreuzen sich im Wechsel, die Finger reiben sich rasch aneinander. Jetzt reagiert er nicht mehr auf die Aufforderung, ruhiger zu atmen, hört auch nicht mehr auf seinen Namen. Das Gesicht ist tiefdunkelrot, die Gefäße an Kopf und Hals treten zum Bersten gespannt hervor, die Finger werden ruhiger und strecken sich bis zur Pfötchenstellung. Im Gesicht zuckt es unruhig, dann formt sich kurze Zeit der Mund zu einem »Karpfenmaul«, die Beine bleiben verhältnismäßig ruhig, die Augen sind jetzt geschlossen, die Pupillen weit und lichtstarr. Babinski ist nicht auszulösen, die Reflexe sind lebhaft, Chvostek jetzt deutlich positiv. Seit Beginn sind etwa vier Minuten vergangen. Der Oberkörper schlägt jetzt unruhig hin und her. Er krümmt sich zusammen und läßt sich nun – die Finger in den Leib gepreßt – mit dem Oberkörper über das Untersuchungsbett herunterhängen. Eine neue Unruhe überkommt ihn, er gräbt seine gestreckten Finger in den Leib, krümmt sich und stöhnt, zieht die Beine an und stößt sie wieder fort. Die Atmung ist ächzend und stöhnend langsamer geworden. Jetzt schlägt er sich abwechselnd mit den gestreckten Fingern auf den Leib, die Brust, die Unterarme und wirft den Kopf hin und her. Nach lautem Anruf hält er einen Moment inne und reißt die Augen weit auf zu einer Mimik, in der sich kindliche Naivität, Ohnmacht und Angst zu einem blöden Ausdruck mischen. Den Mund hält er krampfhaft gespitzt. Dann beginnt er wieder, unter Stöhnen sich selbst zu schlagen. Nachdem der Anfall insgesamt zehn Minuten gedauert hat, geht die Atmung in ein Schluchzen über, das den ganzen Körper entspannend erschüttert. Auf energischen Zuspruch zieht er sich unbeholfen an und torkelt stier vor sich hinstarrend zu seinem Bett und fällt sofort in Schlaf.

Seinem eigenen Selbstverständnis über die Situationsgebundenheit seiner Anfälle war in mehreren Besprechungen kaum etwas hinzuzufügen. Ihm war es klar, daß das herrische Wesen seines Vaters, der doch immer das letzte Wort behielt, wenn sie sich stritten, und seine eigene Ohnmacht ihn wütend machten. Einen Ausweg wußte er nicht. Der Vater würde sich noch lange nicht zurückziehen, er selbst werde also weiter von ihm abhängig bleiben, weil er heiraten wollte und ihm nur die Übernahme des väterlichen Geschäfts die berufliche Existenz verbürge. Diese wird auch darum unumgänglich, weil er den Ansprüchen seiner Braut, die als Tochter des Gendarmeriebeamten des Dorfes eine »Bessere« ist, mit einer eigenen unabhängigen Gründung nicht genügen könnte. Der bürgerliche Lebensstil des Mädchens, der seinem Emanzipierungsstreben aus dem elterlichen Dorfhorizont entgegenkommt, ist nun wieder dem Vater ein Dorn im Auge und ein Grund, die Heirat durch ein Hinauszögern seiner Abdankung zu vereiteln. Diesen circulus vitiosus haben seine Anfälle seither nur scheinbar aufbrechen können, indem sie den Vater anfangs noch erschreckten, dann aber, je häufiger sie kamen, den üblichen, kaum noch beachteten Ausgang jeden Zwistes abgaben. – Der Vater hat sich nicht zu Besprechungen eingefunden. Der Mutter war es darum zu tun, die Harmlosigkeit der Anfälle zu erfahren. Sie sah es nicht ein, warum es der Sohn nicht einfach wie sie machte, schwieg oder fortlief, wenn der Vater rabiat wurde. Die anderen Dinge hätten ja noch Zeit. Der Sohn drängte zur Entlassung, weil er sich vorgenommen hatte, sich nicht mehr aufzuregen, sondern allenfalls mit Streik zu antworten, im übrigen aber mit möglichst viel Vernunft und Klugheit seine Pläne mit der Zeit doch durchzusetzen.

Es ist für unsere Betrachtung nicht von Belang, welchen der mannigfaltigen Tetanieformen diese tetanischen Entäußerungen zuzuschreiben sind, ob der »Hyperventilationstetanie«, der »Pseudotetania hysterica« oder der »neurotischen Atmungstetanie«. Sicher liegt hier keine auf einer absoluten Insuffizienz der Epithelkörperchen beruhende, als idiopathische Tetanie bezeichnete Form vor. An einer tetanischen Bereitschaft kann aber nach dem intervallär auszulösenden Chvostekschen Zeichen und dem schon nach kurzdauernder Hyperventilation sich manifestierenden Anfall, in dem sich eindeutige tetanische Symptome wie Parästhesien, Pfötchenstellung der Hände und Schnauzkrampf einstellten, kein Zweifel sein.

Wichtiger wäre die Frage eines Zusammenhangs mit der anderthalb Jahre zurückliegenden Gehirnerschütterung. Aber nach den heute geltenden klinischen Erfahrungen läßt sich zwischen beiden keine Brücke schlagen. Auch einer »wohlwollenden« Begutachtung müßte das zwischen dem Unfall und der ersten tetanischen Entäußerung liegende Intervall als zu groß erscheinen. Aber auch eine psychologische Interpretation kann die von dem Kranken hergestellte Verknüpfung von Unfall und Anfall nur als eine aus dem Kausalitätsbedürfnis des Kranken entstandene subjektive Projektion ansehen, die uns besonders bei Neurotikern häufig begegnet, die aus verständlichen Gründen die Entstehungsgeschichte ihres Symptoms verprojizieren. Die tetanische Bereitschaft ist in der Konstitution begründet, »ihr Manifestwerden ist von Zufällen abhängig, die heute noch nicht übersehbar sind« (Ernst Fünfgeld, Die tetanischen Erkrankungen des Erwachsenen. Leipzig 1943). Hier in unserem Falle liegen die »Zufälle« klar zutage. Die Gehirnerschütterung, die doch eine »gesteigerte Ansprechbarkeit der Erfolgsorgane«, worunter das Zentralnervensystem verstanden wird, zur Folge gehabt haben müßte, hat die Bereitschaft nicht zum Symptom verwandeln können, wohl aber die Wut, die in ihm zur Entladung kam. Wir erfahren anschaulich ihre Geschichte, die schon in früher Jugend im Haß gegen den Vater beginnt, der die Familie tyrannisiert – die allmählich wieder erwacht, als er aus dem Krieg zurückkehrt, und trotz guter Vorsätze immer wieder flackert und aufglüht im Streit mit dem Vater, bis sie endlich aufflammt im tetanischen Anfall, in dem Augenblick, in dem der Vater sein Eigenstes, die Liebe zu seinem Mädchen, verächtlich machte. Aber es ist keine helle

Flamme, die lodernd abbrennt. Nur einmal, da, als er an dem im Rausch wehrlosen Vater sich auswütend »sein Mütchen kühlen« konnte. Damals konnte die Szene zu Ende gespielt werden wie sie geplant war, da trat auch kein Anfall auf. Aber jedes Mal sonst, wenn die Autorität des Vaters ihn unangreifbar machte, dann in der Ohnmacht des Sohns, mündete die Wut in einen Anfall. Wir dürfen es seinen Schilderungen entnehmen, daß der Anfall im Affektablauf jedes Mal dort einsetzte, wo die dem Affekt zugehörige motorische Exekutive beginnen mußte. Die »Urszene« brachte den Plan vorbildlich zur Darstellung, nach dem Affekt und aggressive Entladung untrennbar auseinander hervorgehend, auch in allen anderen Wutszenen ablaufen sollten. Der Ablauf Affekt-Anfall mündet auch in eine aggressive Entladung, aber in eine mit veränderter Richtung. Die Rollen sind vertauscht. Unter der Maske des tetanischen Anfalls, der das Bild einer Selbstzüchtigung statt einer Züchtigung des Vaters annimmt, rollt die Affektlawine ab. Der rasende Affektsturm findet, seines ursprünglichen Zieles beraubt, doch sein Opfer. Aber nicht blind und zufällig, sondern doch sinnfällig, indem in der Selbstbestrafung der Vater gestraft werden soll.

Daß aber die Wut sich hier in einen tetanischen Anfall »abreagierte«, dazu bedurfte es noch zweier Voraussetzungen: Die eine deuteten wir schon an, wenn wir meinten, daß, wie das Bild des Anfalls und der Bericht des Kranken es vermuten läßt, das Gefühl der Ohnmacht letzten Endes die Wut »auf die Spitze« getrieben hat. Eine Verstärkung der Wut, die bei der »Urszene« wegfiel, ein in der Struktur und der Dynamik des Affekts begründeter Faktor, führte auf der einen Seite an den Anfall heran. Der andere ist die tetanische Bereitschaft, die auf dem Kulminationspunkt der Affektwelle aus der »Latenz des Leibes« hervortritt und sich im Anfall äußert. Beide Bedingungen, seelische und körperliche prägen zueinander konvergierend das Symptom.

Im Anfang zum mindesten scheinen beide Gewichte gleich verteilt. Aber je häufiger die Anfälle auftreten, desto weniger bedürfen sie der Wut. Aus dem ersten Akt der Urszene – wenn wir so die im Affektiven sich vollziehende Anstauung und mit dem zweiten Akt die motorische Entladung bezeichnen wollen – wird mit der Zeit immer mehr gestrichen, ja er erscheint im Streit mit dem Mädchen, der zum Anfall führte, schon sehr verstümmelt und ist endlich im Untersuchungszimmer, wo eine Aufforderung und wenige Atemzüge schon genügten, um einen Anfall »auszulösen«, gar nicht mehr zu erkennen. Auch hier wieder gewann der Anfall eine gewisse Eigengesetzlichkeit, in dem er auch aus dem biographischen Zusammenhang gelöst, gewissermaßen auf ein Stichwort hin, das nicht mehr an die Szene erinnerte, auftreten konnte, als pars pro toto, für dessen Rekonstruktion nur die Biographie den Plan lieferte.

Das Gegenteil wäre dann gegeben, wenn der Anfall um so deutlicher ausdrückt, was die Biographie verschweigt. Dafür mag der letzte Kranke ein Beispiel sein.

III

Der Techniker K. K. wurde uns am 31. Dezember 1946 aus einem Internierungslager überwiesen. Der Einweisungsbericht spricht von sich häufenden zerebralen Konvulsionen und weist auf Symptome des rechten Parietallappens hin. Es handelt sich um einen kleinen, untersetzten, vierundvierzigjährigen Mann mit Glatze und Hornbrille, hinter der seine großen und hervorquellenden Augen ängstlich beobachtend hervorschauen. Seine Haut ist weich und blaß, seine Haltung schlaff und ergeben, erbarmungswürdig. Auf Fragen steht er sofort zu Diensten, antwortete überkulant hastig mit zerbrechlicher Stimme, als fürchte er, etwas verkehrt zu machen. Er macht den Eindruck eines Menschen, den stete argwöhnische Furcht in ständiger innerer Spannung hält. Er blieb in den ersten Tagen wenig zugänglich, wenngleich er seine Umgebung immer scharf beobachtete. Erst allmählich wich seine Scheu ein wenig, so daß es gelingen konnte, mit großer Geduld, einige Zusammenhänge aus seiner Lebens- und Krankheitsgeschichte zu erfahren. Aber auch später, als er vertraulicher wurde, bleiben seine Berichte in einer dämmrigen Unklarheit befangen. Oder er gab Darstellungen, die so eindeutig seine Rechtfertigung vor den Gerichten zur Absicht hatten, daß sie nur wenig zur Klärung der objektiven Zusammenhänge beitrugen, um so mehr aber seinem eigentlichen Wesen zugehörten. Er war inhaftiert worden, weil er unter der Anklage stand, amerikanische Flieger mißhandelt zu haben. Nach seinen Angaben war ihm im Herbst 1944 als technischem Leiter einer Luftwaffensendestation in Mitteldeutschland einmal kurze Zeit die Bewachung von in der Nähe notgelandeten amerikanischen Fliegern anbefohlen worden. Dabei ist es zu Ausschreitungen gekommen, die er trotz seines Widerspruchs nicht habe verhindern können. Nach Kriegsende ist er von einer Frau angezeigt worden, die sich damit an ihm rächen wollte, weil er 1944 an die Stelle ihres Mannes kam, der dafür ins Feld rücken mußte.

Er entstammt einer mit Geisteskrankheiten belasteten Familie. Der Großvater väterlicherseits verbrachte mit einer Schizophrenie Jahrzehnte in einer Anstalt, ein Vetter von Vaters Seite ebenfalls. Der Vater, Goldschmied und Juwelier von Beruf, leide in der Folge eines im Weltkrieg erlittenen »Nervenschocks« noch heute unter »Nervenanfällen«. Von seinen beiden Geschwistern ist der Bruder durch Leichtsinn erschossen worden, die Schwester früh an einer Lungenentzündung gestorben. Nach der Volksschule sollte er Goldschmied werden, um das väterliche Geschäft zu übernehmen, ging aber dann auf eine technische Schule, weil er ein starkes technisches Interesse hatte und weiterkommen wollte. Dann studierte er an einer Technischen Hochschule Elektrotechnik, unterbrach sein Studium einige Jahre, heiratete und gründete ein Radio- und Elektrogeschäft, studierte dann weiter und schloß mit einer Ingenieurprüfung ab. Er hatte Erfolg und konnte sein Geschäft bald vergrößern. Bei Kriegsausbruch ging es ihm glänzend. Er berichtet stolz, daß er sogar, als er 1939 einberufen wurde, mit einem Mercedes bei der Kaserne vorfahren konnte. Der Dienst fiel ihm nicht schwer, weil man ihn gleich in seinem Fach verwandte. Er hatte die Funkanlagen bei Probeflügen zu kontrollieren, bis er 1941 einen Absturz miterlebte.

Die Maschine begann zu brennen und stellte sich bei der Notlandung auf den Kopf. Dabei flog er mit seinem Kopf gegen die Kabinenverschalung, wurde aber nicht bewußtlos, hatte nur einige Schrammen davongetragen und in die Hose gemacht. Den »Geburtstag« feierte die Besatzung gleich in der Kantine, bis sie alle betrunken waren. In derselben Nacht setzte bei ihm ein Erbrechen ein, das mehrere Tage anhielt. Von da an habe er sich nicht mehr sicher auf den Beinen gefühlt. Er brauchte auch nicht mehr mitzufliegen. Bald danach wurde er Sonderführer und kam als Leiter einer Sendestation nach Frankreich. Im Sommer 1942 mußte er einmal in der größten Mittagshitze sechzehn Kilometer mit dem Fahrrad zu einer anderen Station fahren, um eine Reparatur zu überwachen. Kurz vor dem Ziel war nur noch mit letzter Kraft ein kleiner Berg zu überwinden. Aber als er fast oben war, wurde es ihm plötzlich schwarz vor den Augen und er stürzte bewußtlos vom Rad. Nach ungefähr einer viertel bis einer halben Stunde kam er wieder zu sich und war auf der linken Seite gelähmt, hatte Schrammen an den Händen und konnte sich etwa acht Tage lang nur mit schwerer Zunge verständlich machen. Nach vier bis fünf Wochen verschwanden die Lähmungen wieder, seitdem, glaubt er, bestehe eine Schwerhörigkeit links. Wenige Wochen nach dem Unfall traten ein bis zweimal im Monat kurzdauernde Schwindelgefühle und Ohnmachten auf. Dann drehte sich alles um ihn, vor seinen Augen lag es wie eine Mattscheibe, er mußte sich hinlegen, um nicht umzufallen. Als er wieder dienstfähig war, wurde er als Leiter einer Sendestation in Mitteldeutschland bestimmt.

Ende 1943, an einem Tag, an dem er in Urlaub fahren wollte, und an dem zugleich ihm der Befehl bekannt wurde, nach dem alle Sonderführer wieder ihren alten Dienstgrad anzunehmen hätten, er also wieder Gefreiter wurde, trat der erste Anfall auf, bei dem er bewußtlos wurde und mit dem ganzen Körper gezuckt und gekrampft hat, wie uns seine Frau berichtete, die ihren Mann damals gerade besucht hat. Er kam sofort in ein Hirnverletztenlazarett zur Begutachtung. Man soll dort erwogen haben, ihn zu sterilisieren, wie er berichtet. Dann aber habe er weiter Dienst machen müssen, weil er als Fachmann unentbehrlich gewesen sei. Im nächsten Jahr seien noch einige Anfälle aufgetreten, an die Anlässe kann er sich nicht mehr entsinnen – die immer mit kurzer Bewußtlosigkeit einhergingen. Vorher bemerkt er nur ein Angstgefühl und starke, pulsierende Kopfschmerzen über Stirn und Scheitel, bei denen er den Kopf im Rhythmus des Pulses an-

und abschwellen fühlt. Hernach ist er benommen und müde.

Im Frühjahr 1945 wurde er nach Hause entlassen, weil man keine Verwendung mehr für ihn hatte. Jetzt blieben auch die Anfälle weg.

Im Juli 1945 wurde er verhaftet und blieb zunächst einen Monat im Gefängnis seiner Heimatstadt. Danach wurde er ohne Verhör und angeblich ohne den Grund seiner Haft zu erfahren zwei Monate in einem größeren Gefängnis in Einzelhaft gehalten. Hier traten die Anfälle wieder auf. Später wurde er in ein Internierungslager überführt, einige Zeit darauf in ein anderes und bald in ein drittes, hatte inzwischen seine Anklage erfahren, blieb aber weiter, bis heute, im Ungewissen über den Stand seines Verfahrens. Er sei auch, außer einmal in der ersten Zeit, nie wieder verhört worden. Weil es in jedem Lager zu Anfällen kam, verbrachte er seine Zeit immer in Lazaretten. Mit der zunehmenden Häufigkeit der Anfälle, der Länge der Zeit, die unabsehbar schien und den vielfachen Untersuchungen mit ihren widersprechenden Ergebnissen, nahmen auch seine Beschwerden zu: nun ständige Kopfschmerzen, immer wieder, trotz mehrfacher Alkoholinjektionen rezidivierende Gesichtsschmerzen, Sehstörungen, Schwindelanfälle, Unsicherheit beim Gehen, Ungeschicklichkeit und Schwäche der Hände, besonders der linken, Schlaflosigkeit, die bald auch auf Luminal nicht mehr ansprach, Benommenheit, Überempfindlichkeit gegen Geräusche und Menschen, quälende Angstgefühle und hoffnungslose Schwermut, die schließlich zu einem Selbstmordversuch führten, der durch die Mitgefangenen vereitelt wurde. In den Wochen vor der Aufnahme in unsere Klinik waren die Anfälle so häufig geworden, daß schließlich fast jeden Tag ein Anfall und an manchen Tagen gar mehrere beobachtet worden waren.

Die neurologischen Untersuchungen konnten in den ersten Tagen keine eindeutigen Resultate ergeben. Beim Beklopfen des Kopfes fuhr er wie von einer Tarantel gestochen in die Höhe und warf sich gekrümmt zitternd und wimmernd dem Untersucher entgegen. Jede unvermittelte Berührung des Körpers war überaus erregend und löste schreckhafte Paroxysmen aus. Alle Innervationen schossen bei Bewegungs- und Kraftprüfungen durcheinander, geschahen antagonistisch zugleich oder gelangen überhaupt nicht. Anfänglich mußte jede Untersuchung wieder abgebrochen werden, weil er jedes Mal sehr erregt und völlig begriffsstutzig wurde. Eindeutig organische Symptome waren nie nachzuweisen. Mit der Zeit ließ sich folgendes Bild gewinnen: eine völlige Anästhesie und Analgesie auf der ganzen linken Körperhälfte, röhrenförmige Gesichtsfeldeinschränkungen beiderseits, sehr unsichere Angaben in Bezug auf das Gehör, im übrigen keine Zeichen einer Hemiplegie, keine stereognostischen Störungen und keine Parietallappensymptome. Der Augenhintergrund wies keine krankhaften Veränderungen auf. Auf dem Scheitel waren mehrere kleine Narben zu sehen, die von Verletzungen während der Anfälle herrühren sollen. Das Röntgenbild des Schädels zeigte normale Verhältnisse. Im Ganzen also das Bild hysterischer Symptombildungen.

Während der Beobachtungszeit kam es zu mehreren Anfällen, die sich alle im Ablauf und Ausdruck glichen, so daß die Beschreibung eines für alle anderen stehen kann: Während er eben noch ruhig auf dem Bett liegt, schießt er plötzlich mit einem tollen Ruck in die Höhe, bäumt sich hoch auf, die Arme an den Körper angewinkelt, die Fäuste krampfhaft geschlossen, stürzt im Sprung sich drehend kopfüber dem Boden zu und schlägt mit einem Krachen auf die linke Kopfseite auf. Im selben Moment schießt er jäh nach vorne, so daß er quer in die Gasse zwischen den Betten zu liegen kommt. Halb auf dem Rücken, halb auf der Seite kommt es jetzt zu äußerst heftigen, rücksichtslos schnellenden Bewegungen mit dem ganzen

Körper. Dabei schlägt der Kopf mit Gewalt gegen die Bettpfosten und schleift auf dem Boden, eben so die Füße. Auf der linken Stirn und Schläfe hat sich sofort ein großes Hämatom gebildet, aus mehreren Schrammen im Gesicht blutet es. Die Bewegungen sind nur mit denen eines Fisches auf dem Trockenen zu vergleichen: Der starre Oberkörper mit den angepreßten Armen und der starre Unterkörper mit den gestreckten Beinen drehen sich schnellend und schlagend, sich vor- und rückwärts bäumend mit elementarer Heftigkeit um den Rumpf als Achse. Die Atmung geht schnell und keuchend, der Kopf ist blaurot angelaufen, die Augen sind geschlossen. Beim Öffnen stehen die Bulbi in äußerstem Konvergenzkrampf nach innen unten, so daß eine Prüfung der Lichtreaktion unmöglich ist. Die Glieder sind äußerst gespannt und passiv nicht zu bewegen. Anruf durchbricht den Bewegungssturm nicht. Nach ein bis zwei Minuten läßt er nach, öffnet die Augen, atmet noch keuchend. Wenn man ihn jetzt anrufen wollte, um ihn aufs Bett zu heben, oder lag er dann im Bett, so kam es meist zu einem zweiten und weniger heftigen Paroxysmus. Nach den Anfällen blickte er leidend-traurig und verständnislos um sich, hatte keine Erinnerung an das Vorgefallene und klagte über vermehrte Kopfschmerzen.

Während der zweieinhalb Monate, die wir ihn beobachten konnten, kam es insgesamt zu sieben Anfällen, sechs traten in den ersten vier Wochen auf, einer später, als er davon hörte, daß er zur Durchführung seines Verfahrens nach Dachau überführt werden sollte. Alle Anfälle brachten die gleiche gegen sich selbst gerichtete Aggressivität zum Ausdruck, die auch fast immer zu Verletzungen, am Kopf, an den Schienbeinen oder Füßen führte.

Mehrere Aussprachen, die der Klärung der Situation und seiner seelischen Entlastung dienten, sicher auch die atmosphärische Wirkung des Klinikaufenthaltes mit der Möglichkeit, von seiner Familie, die er anderthalb Jahre nicht gesehen hatte, besucht zu werden, ja selbst einmal nach Hause zu fahren, brachten dann eine wesentliche Entspannung. Er wurde freier und zugänglicher, benahm sich natürlicher und beschäftigte sich seinem Beruf entsprechend. Während er arbeitete, war alle Scheu verschwunden, er wurde lebhaft und gemütlich. Da Fortgang und Beendigung des Verfahrens nach Erkundigung bei den bestimmenden Stellen von seiner persönlichen Gegenwart abhängig gemacht wurden, sah er die Notwendigkeit seiner Rückkehr ins Lager schließlich ein. Als er dann abgeholt wurde, kam es ihm aber doch überraschend. Er zitterte am ganzen Körper, vergaß, sich zu verabschieden und trottete mit hängendem Kopf zwischen den Beamten zu dem Auto, das ihn wegführte.

Vielleicht mag es auf den ersten Blick nicht gerechtfertigt erscheinen, diese Anfallsgeschichte den vorhergehenden anzureihen. Denn erstens berichtete uns dieser Kranke nie etwas von Affekten und überhaupt nicht von Wut gegen irgendwen oder irgend etwas. Ein flüchtiger Blick auf seine duldend-ergebene Erscheinung läßt ihn auch über jeden Verdacht erhaben erscheinen, irgendeinen Affekt zu hegen, der aggressiv ist. Und dann ist er doch ein »Hysteriker«, das heißt, wenn wir schon seine seelische Not ernstnehmen müssen, so doch aber nicht seine körperlichen Symptome, in denen Organfunktionen keinen Ausdruckswert für Seelisches annehmen.

Es ist wahr, die biographische Anamnese ist sehr dürftig, aber um so ausdrucksvoller sind dafür die Anfälle, die eine äußerste, selbstmörderisch zu nennende Aggressivität enthüllen. Aber wüßten wir nicht seit Freud (Hemmung, Symptom und Angst. Ges. Schriften, Bd. XI), daß die Anfälle von Hysterischen »traumatische Reproduktionen« einer Urszene darstellen, so hätte uns auch die Erfahrung mit den vorhergehenden Kranken veranlaßt, im Bild des Anfalls ein Abbild eines Affekterlebnisses zu suchen. Schließlich drängt uns der szenische Eindruck der Anfälle selbst unmittelbar zu dieser Anschauung. Aber seine »Theatralik« ist tödlich ernst. Die im Anfall verkörperte Wut hatte eine selbstmörderische Note, die bei hysterischen Anfällen ungewöhnlich ist. Da uns der Kranke seine innere Geschichte nicht berichtet hat, kann eine Rekonstruktion seiner »Urszene« sich nur in Vermutungen aussprechen lassen, die vom Bild des Anfalls ausgehend an den äußeren Daten seiner Lebensgeschichte ihre Rechtfertigung versuchen müssen.

Schon seine Erscheinung machte uns evident, daß der Kranke von einer großen Angst beherrscht war, deren Ursache wohl in der Bedrohung zu suchen ist, unter der er seit seiner Inhaftierung durch eine sehr ernste Anklage stand. Sollte die Anklage sich bestätigen, so kann das Urteil der Gerichte auf Tod lauten. Wir gehen nicht so weit, zu behaupten, dieser psychologische Eindruck könne als Indiz seiner realen Schuld gelten, zumal bei der Undurchsichtigkeit seiner juristischen Situation und der Verstörtheit des Kranken es schon verständlich ist, wenn ihm die schwärzeste Möglichkeit, mit der sein Verfahren zu Ende gehen konnte, vor Augen stand. Daß Angst in äußerster Bedrohung zu einer »Flucht nach vorn«, zu einem Angstangriff führen kann, ist uns geläufig

(Theodor Reik, Der Angstangriff. Internationale Zeitschrift für Psychoanalyse 23 (1937)). Aber hier war ein Angriff gegen die Institution, die ihn bedrohte, absurd. Sie arretierte ihn in doppeltem Sinne. So schlägt nach dem Gesetz, nach dem jeder Wutimpuls zur aggressiv-motorischen Entladung drängt, seine aus tödlicher Angst entbundene Wut um in einen gegen sich selbst gerichteten, selbstzerstörerisch-masochistischen Angriff, in einen Anfall, der darstellt, was er bedeutet: eine Flucht aus dem Leben. So wird uns auch verständlich, warum uns von solchen Absichten der Kranke selbst nichts berichtet hat. Auch von dem Selbstmordversuch im Internierungslager, der unsere Deutung stützt, erfuhren wir nichts von ihm, sondern erst aus der Krankengeschichte, die er mitbrachte. Denn er konnte nicht hoffen, daß wir die Angst von ihm nehmen würden, zumal wir für ihn zunächst auch noch die Institution vertreten mußten, die ihn bedrohte.

Er hatte jedoch schon früher während seiner Militärzeit Anfälle, bevor er inhaftiert war. Aber wenn auch eine formale Ähnlichkeit beider Situationen einen Vergleich sehr nahelegt, so bleiben hierfür neben dieser Evidenz kaum noch andere Beweismöglichkeiten. Es mag immerhin darauf hingewiesen werden, daß seine Lebensgeschichte bis zum Ausbruch des Krieges – er war damals zweiunddreißig Jahre alt – ihn als einen bis zum Ehrgeiz strebsamen Menschen erkennen ließ, der Erfolg hatte und dem auch noch die erste Zeit beim Militär leichtfiel, weil es ihm gelang, in seiner beruflichen Bahn zu bleiben, bis mit dem Schrecken beim Absturz die Geschichte seiner Beschwerden begann. Wenn diesmal wieder die Todesbedrohung, die hier in der Gestalt einer anderen Institution, nämlich der des Militärs, auf ihn zutrat, wirksam war, dann mag sein Zusammenbruch in Frankreich, über den wir wenig wissen, auch verständlich erscheinen, indem er zum Anlaß wurde, ihn in die Heimat zurückzuversetzen. Dort brachte dann ein Jahr später die Herabsetzung vom Sonderführer zum Gefreiten, die nicht nur seinen Ehrgeiz empfindlich treffen mußte, sondern ihn auch der Zone der Gefährdung wieder um einige Dienstgrade näherbrachte, den ersten Anfall zur Auslösung.

In diesem Falle gelingt eine Rekonstruktion der Urszene, die einen Abwehrangriff vor einer tödlichen Bedrohung darstellt, wesentlich nur mit den Ausdrucksmitteln, die der Anfall und die Erscheinung des Kranken selbst uns anboten. Auf die seelische Ausdruckskraft eines hysterischen Anfalls, die jeder hysterischen Symptombildung mehr oder weniger eignet, wies schon Charcot hin. Aber wie es zu dieser, sich im Ablauf immer gleichbleibenden Verkörperung des Affekts kommt, ist damit nicht erklärt. Ein Rückgriff auf die »neuropathische Konstitution«, auf eine »Organminderwertigkeit des Zentralnervensystems«, die dem Affekt »entgegenkommt«, liegt bei der Familiengeschichte dieses Kranken sehr nahe. So wäre auch hier die Anfallsform nicht willkürlich möglich, sondern somatischen Gesetzen unterstellt. Letzten Endes bleibt es auch bei unserem Kranken geheimnisvoll, wie der im Anfall elementar sich entäußernde »atavistische Bewegungssturm« (Ernst Kretschmer, Über Hysterie. Leipzig 1927) der in seiner monotonen Wiederholung »organischen« Anfällen nicht nachstand, Darstellungswert annahm für eine seelische Not.

*

Wenn wir im Überblick die gemeinsamen Momente dieser drei Krankengeschichten herausheben wollen, dann erkennen wir in den Beziehungen, die hier Wutaffekt und Krampfanfall miteinander eingehen, eine Bewegung, die in ihrer Begegnung, Verbindung und Ablösung voneinander drei Phasen durchläuft. Aus Gründen, die aus den Lebensgeschichten verständlich hervorgehen, kam es bei allen Kranken zu Wutaffekten, an deren Entstehung, wie bei dem ersten Kranken beweisbar war, auch organische Ursachen beteiligt sein konnten – die sich dann im Zeitpunkt kritischer Zuspitzungen biographischer Entwicklungen in Krampfanfällen epileptischer, tetanischer oder hysterischer Prägung verkörperten. In der Gestalt der Anfälle: ihrem formalen Ablauf und ihrem Ausdrucksgehalt verbanden sich epileptisch, tetanisch oder hysterisch formierte Entladungen mit Affektkrisen. Zu Krampfanfällen konnten die Wutanfälle nur über die Organbereitschaft führen. Die Wurzeln also, die die Anfälle hervorbrachten, reichten in die seelische und körperliche Entwicklung gleicherweise zurück. Ein Vergleich der einzelnen Gestaltungen der Wut, ihrer jeweiligen Tönung mit dem Charakter der Anfälle, die in der Verkörperung brutaler Wut durch epileptische, ohnmächtiger Wut durch tetanische und masochistischer Wut durch hysterische Anfälle bestimmte Zuordnungen zu erkennen glaubt, müßte, um fruchtbar zu werden, erst durch weitere Beobachtungen geprüft werden, ohne daß natürlich bei der Vielzahl der Entsprechungsmöglichkeiten ein Ergebnis für die Systematik solcher psychosomatischen Repräsentationen erwartet werden kann. Auffällig war bei allen Kranken, wie die Anfälle mit der Zeit eine Selbständigkeit gewannen, indem sie sich vom szenischen

Urgrund ablösten, von dem aus sie ursprünglich gestartet worden waren. Zuletzt konnte die zum Anfall führende Affektszene nur noch stichwortartig angedeutet bleiben, bis auch dieser Anstoß sich der Beobachtung entzog.

(1948)

Leitbilder der Epilepsie bei Hippokrates und Paracelsus

Epilepsie heißt zu deutsch: Gepackt-, Ergriffen-, Überwältigtwerden. Kein Begriff wäre geeigneter, um den Eindruck wiederzugeben, den der Betroffene sowohl wie der Beobachter von einem großen epileptischen Krampfanfall empfängt. Was dabei vor sich geht oder wovon der Kranke eigentlich gepackt, ergriffen, überwältigt wird, wenn ihn ein Anfall überfällt, das haben Ärzte und Laien zu allen Zeiten jeweils so gedeutet, begriffen und erklärt, wie es dem Horizont ihrer Welt entsprach. Wie bei einem so augenfälligen Geschehen nicht anders zu erwarten, waren (und sind auch heute noch) die pathogenetischen Theorien immer bildhafte Vorstellungen von natürlichen oder übernatürlichen Vorgängen – Leitbilder sozusagen, in denen sich die jeweilige Ansicht vom Wesen der Krankheit widerspiegelt. Daher denn auch einem Verständnis früherer Vorstellungen nichts abträglicher wäre als eine lineare Übersetzung in unsere Sprache, anstelle einer Übertragung, die den alten Sinn soweit als möglich unserem Verständnis erschließt.

In den Lehren des Hippokrates und des Paracelsus verdichten sich in großartiger Weise die beiden Aspekte, die dem Arzt angesichts von Krankheit gegeben sind: der medizinisch-wissenschaftliche und der ärztlich-menschliche. Und es ist kein Zufall, daß für beide gerade die Epilepsie – die große Krankheit, wie sie oft genannt wurde – zum Brennpunkt ihrer Entscheidung über das Wesen von Krankheit und die Aufgabe des Arztes geworden ist.

Die sogenannte heilige Krankheit (Morbus sacer)

Schon die erste Schrift »Von der heiligen Krankheit«, die etwa um 430 v. Chr. zu Kos entstanden und sehr wahrscheinlich von Hippokrates selbst verfaßt ist, bringt die grundsätzlichen Probleme zur Sprache, die immer gegeben sind, wenn eine alte Theorie von einer neuen abgelöst wird. Zugleich damit gerät die Epilepsie ins Kreuzfeuer der Ansichten über das Wesen von Krankheit schlechthin, indem sie als *experimentum crucis* einer allgemeinen Krankheitslehre zu gelten hat. Oliver Wendell Holmes äußerte einmal: „Wenn ich einem Studenten zeigen wollte, wie schwer es ist, aus klinischer Erfahrung zur Wahrheit zu gelangen, so würde ich ihm die Geschichte der Epilepsie zu lesen geben.« Oder wie es John Hughlings Jackson einmal lapidar ausgedrückt hat: »Epilepsie zu analysieren heißt weit mehr als Epilepsie zu studieren.« Die hippokratische Schrift hat die Absicht, eine dämonologische Theorie durch eine naturwissenschaftliche Theorie zu ersetzen. Was man in vorhippokratischer Zeit unter dem Begriff »heilige Krankheit« verstanden hat, können wir nicht mehr direkt erfahren, sondern nur indirekt ermitteln, indem wir die hippokratische These, Epilepsie sei eine natürliche Krankheit, als dialektische Aussage nehmen oder indem wir der Tradition nachgehen, in der sich die Bedeutung dieses Begriffs bis in unsere Tage erhalten hat. »Heilig« bedeutet in diesem Zusammenhang sicher keine Auszeichnung, wie man im 17. Jahrhundert irrtümlich gemeint hat, als man dieses Epitheton einer besonderen Intelligenz, Genialität oder gar einem prophetischen Vermögen zuschrieb, sondern eindeutig einen Verruf. Auch lag es dem antiken Bewußtsein gänzlich fern, Epileptiker als Heilige oder Propheten zu verehren. Ἱερός und *sacer* gehören zu den Urworten, die – worauf Sigmund Freud aufmerksam gemacht hat – einen Doppelsinn enthalten, der ebenso heilig wie verflucht oder beides in einem bedeuten konnte. Davon legt die in den synoptischen Evangelien berichtete Geschichte von der Heilung des epileptischen Knaben ein beredtes Zeugnis ab. Jesus wird da, nachdem er von der entrückten Höhe des Tabor, auf der ihn die Stimme des himmlischen Vaters zu seinem Sohn erklärt hatte, zum wartenden Volk herabgestiegen war, nun selbst von einem – ratlosen und verzweifelten – Vater angerufen, der ihn um Hilfe bittet für seinen Sohn, der, wie es heißt, von einem sprachlosen Dämon befallen sei. Nirgends wird uns deutlicher der Doppelsinn von heilig-unheilig im Hinblick auf Epilepsie vor Augen geführt als in der bildhaften Auslegung dieser Geschichte, die Raffael in der »Transfiguration« gegeben hat, wo der Verklärte und der Verworfene diagonal einander entrückt und zugleich aufeinander bezogen dargestellt sind.

Epilepsiekranke galten als von Dämonen befallene und von der Gottheit verfluchte Menschen. Daher hat auch Hippokrates die Paradoxie, die in der Annahme einer »heiligen Krankheit« liegt, zum Angelpunkt seiner Beweisführung macht: Wie kann denn Besessenheit eine Krankheit sein, wie Natürliches übernatürliche Ursachen haben? Entweder sei der Zustand ein

Makel, Zeichen einer Befleckung, dann sei es nur der Gottheit möglich, davon zu reinigen, und nur der Tempel der Ort, davon geheilt zu werden. Oder es handle sich um eine natürliche Krankheit, dann aber seien alle Entsühnungen »Zauberei und Schwindel« und Heilung nur auf natürlichem Wege, d. h. mit Medikamenten und mit einer entsprechenden Lebensführung zu erreichen.

Die dämonologische Theorie gibt also über die Götter und Dämonen den Menschen selbst die Schuld, indem sie unterstellt, daß Krankheit die Folge von Verfehlung und Frevel sei. Diese Bedeutung von Epilepsie als eines infolge bekannter oder unbekannter Verschuldung eintreffenden Schicksals ist auch heute noch lebendig, und zwar – wie schon zu Zeiten des Hippokrates – sowohl unter Laien und Quacksalbern wie unter romantischen Ärzten. Selbst zu ihrer Zeit als aufgeklärt geltende Ärzte wie Sir Thomas Willis (1621–1675) und Hermann Boerhaave (1668–1738) hatten die dämonische Pathogenese aus ihrer Krankheitsbetrachtung nicht eliminiert. Nach Sir Thomas könne der Teufel aus keinem anderen Köcher grausamere Pfeile ziehen und seinen Höllenzauber nicht besser demonstrieren als in den Attacken dieser ungeheuerlichen Krankheit. Und noch Boerhaave zweifelte daran, daß man die Möglichkeit übernatürlicher Ursachen in allen Fällen von Epilepsie sicher ausschließen könne.

Im ätiologischen Schema der dämonologischen Theorie von Krankheit ist die personale, aber auch Familien und Sippen betreffende Schuld die entscheidende Hypothese und die Bewirkung durch Götter, Dämonen oder Teufel die dem jeweiligen Zeitverständnis entsprechende Kausalkonstruktion. Da die ätiologische Urfrage: »Warum gerade ich?« nie zur Ruhe kommt, wird es auch verständlich, warum sich die dämonologische Theorie in gewandelter Form bis in unsere Tage fortgesetzt hat und in zeitentsprechender Weise auch immer fortsetzen wird. Was die Griechen vor Hippokrates unter dem Titel »heilige Krankheit« begriffen haben, ist daher heute in verschiedenen wissenschaftlichen und parawissenschaftlichen Theoremen und Haltungen wiederzufinden, in psychogenetischen Theorien und in anthropologischen Ansätzen, in den Auslegungen der Erbbiologie und der Konstitutionspathologie, in den fatalistischen Einstellungen vieler Ärzte gegenüber einer vermeintlich schicksalsbedingten Krankheit, und nicht zuletzt im Verhalten vieler Patienten und ihrer Angehörigen, wenn sie gegen jede Form einer rationalen Erklärung und Behandlung verborgen oder offen Widerstand leisten.

Hippokrates (460–370 v. Chr.)

»Mit der sogenannten heiligen Krankheit hat es folgende Bewandtnis«, erklärt Hippokrates einleitend seinen Lesern. Sie scheine um nichts göttlicher oder heiliger, sondern habe den gleichen Ursprung wie die anderen Krankheiten. Und geht dann leidenschaftlich ins Gericht mit den volkstümlichen Anschauungen über Epilepsie, wobei er auch seine darin befangenen Kollegen nicht schont. Unwissenheit und Ratlosigkeit hätten den wahren Sachverhalt verdunkelt, das Erstaunliche sei zum Kriterium dafür geworden, daß es sich dabei um etwas Übernatürliches handele. Wenn Wunderbares und Rätselhaftes allein für göttlichen Ursprung spräche, dann müßte es viele heilige Krankheiten geben, wie etwa die Fieber, die einen Tag oder drei bis vier Tage dauern, oder manche Zustände von Geistesgestörtheit oder mancherlei Zustände während des Schlafs, nach denen sich die Patienten doch »weiter nichts als blaß und schwach« fühlen. Er sehe einfach keinen Grund dafür, ausgerechnet die Epilepsie von anderen Krankheiten auszunehmen und sie für besonders göttlich zu halten. Die Motive für solchen Aberglauben, »Zauberei und Schwindel«, wie er es nennt, entlarvt er als scheinheilige Vorwände der mit magischen Praktiken behandelnden Ärzte, die sich nur, um ihre Patienten in Abhängigkeit zu halten, »den Anschein geben, als wüßten sie mehr als gewöhnliche Sterbliche«, die mit hochtrabenden Krankheitsbezeichnungen nur ihre Unwissenheit bemänteln und ihren Patienten unsinnige Gebote oder Verbote setzen oder ihnen bestimmte Diäten aufzwingen, »damit, wenn der Kranke gesund würde, sie dies als ihr Verdienst infolge ihrer Weisheit« ausgeben könnten, wenn er aber stirbt, »ihre Verteidigungen sicher Glauben finden würden und sie einen Grund dafür angeben könnten, daß nicht sie daran schuld wären, sondern die Götter«. Mit ätzendem Spott geißelt er die Dummheit und Verlogenheit derer, die für jedes Symptom sofort eine übernatürliche Erklärung zur Hand haben und Entsühnungen oder Besprechungen veranstalten, als ob die Kranken »einen scheußlichen Schandfleck an sich hätten oder fluchbeladene Mörder oder Gebrandmarkte wären oder sonst irgendeine Untat verübt hätten«. Und ihre Verlogenheit, denn wären sie wirklich der Meinung, die Gottheit sei schuld, so »sollten sie doch gerade das Gegenteil tun, nämlich opfern und beten, den Gräuel vor den Altar tragen und die Götter um Gnade anflehen. Sie aber tun nichts derart, sondern ›entsühnen‹ nur.«

Nein – und nun folgt auf die Kritik an der

alten Vorstellung die Konstruktion einer neuen, wir würden sagen – modernen –, natürlichen Erklärung: »Diese Krankheit scheint mir in nichts göttlicher zu sein als die anderen; vielmehr hat sie die gleiche Natur wie die anderen Krankheiten und den gleichen Ursprung, aus dem jedes Ding geschieht und die Natur und die Ursache davon ist die Gottheit, von der auch alles andere seinen Ursprung hat.« Und um seine These zu belegen, führt er an, sie sei um nichts weniger als andere Krankheiten heilbar, sie habe wie auch die anderen Krankheiten ihren Ursprung in der Vererbung und überhaupt sei die Ursache dieses Leidens, wie auch bei den anderen Hauptkrankheiten, das Gehirn. Daran schließt sich eine unter den Voraussetzungen der hippokratischen Säftelehre vollkommen konsistente, rationale und für jedermann, der sich hineinliest, auch plausible Theorie von der Entstehung epileptischer Anfälle, den Umständen, unter denen sie auftreten, dem Verlauf und der Prognose des Leidens an.

Hippokrates wird heute gern als »Begründer der wissenschaftlichen Medizin« oder als »Vater der modernen Medizin« gefeiert, wobei zum Beleg dafür besonders auf diese Schrift verwiesen wird, in der »das helle Licht echter, sozusagen voraussetzungsloser Wissenschaft ebenso machtvoll wie siegreich hervorbricht«. Man führt weiter gerne an, daß er der erste war, der die Bedeutung des Gehirns und die Rolle der Erblichkeit bei der Epilepsie erkannt hat. Owsei Temkin hat aber die Aufmerksamkeit darauf gelenkt und diese Meinung gründlich belegt, daß es sich hierbei nicht eigentlich um ein wissenschaftliches Werk handelt, das der Unterrichtung von Jüngern oder Kollegen in der Heilkunst zu dienen hatte, sondern vielmehr um eine Aufklärungsschrift, deren Absicht es war, Laien über die Natur der Krankheit zu belehren. Hippokrates geht es darum, an die Stelle dunkler Vorurteile klares Wissen zu setzen. Dazu muß er, wie jeder, der aufklären will, zunächst an den überkommenen Vorstellungen Kritik üben, um dann die Konstruktion einer neuen Erklärung dagegen zu setzen. Da aber bei weitem nicht alle Behauptungen, mit denen er seine natürliche Erklärung stützt, auf Beobachtung und Empirie beruhen, benützt er auch dialektische Argumente, die auf Analogieschlüssen beruhen, zu denen, wie Temkin belegt, die Behauptung von der Heredität gehört, wie auch die Angabe, daß epileptische Anfälle durch ein Gehirnödem, wie wir heute sagen würden, verursacht werden. In der Absicht, die Argumente, die für eine Sonderstellung der Epilepsie sprechen, zu erschüttern, muß er das, was sie anderen Krankheiten vergleichbar macht, hervorheben. Das damals geltende Axiom, daß alle Krankheiten vererblich seien, dient ihm, auf die Epilepsie angewandt, nur zum Erweis dafür, daß sie also nicht göttlicheren Ursprungs sein könne als alle anderen Krankheiten.

Wahrscheinlich ist auch die Behauptung von ihrer Lokalisation im Gehirn nur eine dialektische Hypothese zum gleichen Zweck, weil seit Alkmaion von Kroton (6. Jahrhundert v. Chr.) Krankheiten nur an drei Orten lokalisiert wurden, im Blut, im Mark oder im Gehirn. Da Epilepsie zu den großen Krankheiten zählte – sie wurde damals schon als *megalä nosos* bezeichnet – und alle Hauptkrankheiten als vom Gehirn ausgehend gedacht wurden, konnte Epilepsie überhaupt nirgends anders als im Gehirn lokalisiert werden.

Was uns an diesem Werk so modern und aktuell anmutet, ist also weniger sein wissenschaftlicher Gehalt als die aufklärerische Absicht, wie Aufklärung ja zu jeder Zeit ein modernes Anliegen ist. Insofern auch die Wahlverwandtschaft unmittelbar einleuchtet, die gerade William G. Lennox für Hippokrates empfunden zu haben scheint, wenn er schreibt: »Diese nachdrückliche Betonung einer physiologischen Grundlage epileptischer Anfälle (bei Hippokrates) erscheint mir wie ein Turm einer Hängebrücke, deren Zwillingsturm mehr als zwei Jahrtausende jenseits aufragt: das fünfte Jahrhundert vor Christus und unser zwanzigstes Jahrhundert sprechen eigentlich die gleiche Sprache: Epilepsie ist hervorgerufen durch organische Veränderungen des Gehirns.«

Allen Bemühungen entgegen, ihn zum repräsentativen Vorläufer einer rein naturwissenschaftlichen Medizin zu machen, faßt Hippokrates das, was eigentlich göttlich ist an dieser Krankheit, in den ersten Sätzen seines Schlußkapitels zusammen: »Diese sogenannte heilige Krankheit entspringt aus denselben Ursachen wie die übrigen, von den Zugängen und Abgängen, von Kälte, Sonne und Winden, die, in steter Wandlung begriffen, niemals zur Ruhe kommen. Diese Dinge sind göttlicher Natur, so daß man keinen Unterschied machen und etwa diese Krankheit für göttlicher als die anderen halten darf. Vielmehr sind alle göttlich und alle menschlich.« Und was eigentlich kundige Ärzte zu ihrer Behandlung vermögen, steht in den letzten Sätzen: »Wer es aber versteht, unter den Menschen einen solchen Wandel hervorzubringen, und es vermag, den Körper des Menschen durch die von ihm verordnete Kur feucht und trocken, warm und kalt zu machen, der könnte wohl auch diese Krankheit heilen, wenn er die rechtzeitige Anwendung der erforderlichen Mittel erkennte, ohne Entsühnungen und Zauberkünste und allen anderen solchen Schwindel.«

Die Schrift über die heilige Krankheit ist nicht das einzige Werk aus dem *Corpus Hippokraticum*, das von Epilepsie handelt. Neben beiläufigen Erwähnungen in zehn anderen Schriften des insgesamt 52 Schriften mit 72 Büchern umfassenden Werkes sind ihr ausführlichere Abschnitte in den Büchern *Peri physon* und *Prorrätikos II* gewidmet. Nach gründlicher Durchforschung aller auf Epilepsie bezüglichen Stellen kam Temkin zu dem Schluß, daß das empirische Wissen der hippokratischen Ärzte ein in sich geschlossenes Ganzes darstellt, ihre Theorien sich aber gelegentlich widersprechen, so daß man nicht von einer einheitlichen hippokratischen Pathologie der Epilepsie sprechen könne.

Beschränkt man sich beim Versuch, das pathogenetische Leitbild darzustellen, auf die in der Schrift über die heilige Krankheit entwickelten Vorstellungen, so trifft man dort bei der Beschreibung der Anfallsvorgänge immer wieder auf Bezeichnungen der gleichen Thematik: Stockung, Zusammenballung, Absperrung, Stillstand, Erstickung sind die pathophysiologischen Grundbegriffe. Leben und Gesundheit sind gebunden an stetige Strömungen, an Wandel und Fluß, alles Feuchte daher Medium und die Gefäße und Höhlen des Körpers Behältnisse strömenden Lebens. Das Bewegte und Bewegende sind das die Wahrnehmungen und das Denken an das Gehirn – den »Deuter der Dinge« – herantragende Pneuma, das in den Gefäßen zirkulierende Blut und das vom Gehirn herabfließende Phlegma, deren maßvolle Durchmischung in gesunden Tagen das Gleichgewicht von Trockenem und Feuchtem, von Warmem und Kaltem garantiert. Kommt es aber, etwa durch plötzlichen Wechsel der Winde oder der Temperatur, durch ungenügenden oder übermäßigen Abfluß von Phlegma, infolge mangelhafter Erwärmung des kalten Phlegmas durch Blut oder bei übermäßiger Verflüssigung des Phlegmas durch Hitze zu einer Stauung, dann entsteht ein Anfall. Seine einzelnen Symptome erklären sich daraus, wo die Stockung eintritt. Atemstillstand erfolgt, wenn das Phlegma die Zufuhr von Luft absperrt, Bewußtlosigkeit, wenn die Luft nicht mehr in das Gehirn eindringen kann, Herzklopfen und Atemnot, wenn der kalte Schleim das Blut in Herz und Lungen zum Erkalten bringt; im Schaum wird die von ihrem Weg zu den Lungen abgesperrte Luft wieder ausgestoßen; Aphasie, Zähneknirschen, Verkrampfungen der Hände und Verdrehen der Augen sind die Folgen davon, daß der Strom des vom Gehirn herabfließenden Phlegmas andere Wege nimmt, das Blut gerinnen läßt und zum Stillstand bringt.

Soweit die Pathogenese vom einzelnen Anfall. Die Erklärung von seiner Entstehung bei Kindern und älteren Leuten, von seiner Häufung zu bestimmten Jahreszeiten fügt sich dem Schema nahtlos ein. Für seine Wiederholung genügt die Annahme analoger Konstellationen, wie sie für den ersten Anfall galten.

Die Tendenz der Schrift, Rätselhaftes so natürlich wie möglich zu erklären, führt aber auch dazu, daß Dinge, die durch diese Theorie nicht erklärbar sind, auch nicht erwähnt werden. So erscheint uns bedeutsam, daß das augenfälligste und später als diagnostisch führend angesehene Symptom des epileptischen Anfalls, der generalisierte tonisch-klonische Krampf der Muskulatur, in der Beschreibung überhaupt nicht als Ganzes auftaucht. Nur in gleichsam verharmlosender Parenthese und über mehrere Kapitel verteilt werden Verkrampfungen der Hände, Umsichschlagen der Füße, Verzerrungen des Mundes, Verdrehungen der Augen erwähnt. Dieser Mangel zeigt die Grenzen an, die in der hippokratischen Vorstellung vom Wesen der Natur gegeben sind. Den Bewegungssturm im epileptischen Anfall zu sehen und ihn als sein konstitutives Symptom anzuerkennen, setzt die Möglichkeit voraus, ihn auch natürlich erklären zu können. Diese Denkmöglichkeit, die an die Annahme gebunden ist, Bewegung als Selbstbewegung zu verstehen, wird erst später freigesetzt, frühestens mit Galen, der dem Gehirn neben der Fähigkeit, Empfindungen zu verarbeiten, auch die Fähigkeit, Bewegungen zu vermitteln, zuerkennt, und spätestens mit Paracelsus, der sich die Freiheit nehmen kann, den Anfall geradezu als eine Bewegungskatastrophe zu sehen, weil er damit die seinem Weltverständnis naheliegende Analogie zu Naturkatastrophen herstellen kann. Wir vermuten daher, daß Hippokrates die Bewegungskatastrophe als Ganzes nicht gesehen hat, weil er sie nicht erklären konnte. Mit dem Versuch einer Erklärung wäre aber sehr wahrscheinlich sein Anliegen aufs äußerste gefährdet gewesen, da ihm wie seinen Lesern Bewegung eben nicht nur körperliche Bewegung allein bedeuten konnte, sondern immer zugleich auf die Natur des Ganzen bezogen (Plato im Phaidros) und ein Gleichnis war für den ewigen Fluß der Dinge (Heraklit). So mußte er gerade für das Symptom, das bis heute noch jedem unbefangenen Beobachter als Wirkung übernatürlicher Kräfte erscheint, die Erklärung schuldig bleiben.

Die fallende Sucht (Morbus caducus)

»Von den hinfallenden Siechtagen« überschreibt Theophrast von Hohenheim, genannt Paracelsus, seine beiden Bücher, die er 1530 – aufs Jahr genau 1900 Jahre nach des Hippokrates Schrift – seinem Schreiber diktiert. Wohl hatte er schon während seiner Basler Professur (1526) ein Kolleg »Vom Caduco« gelesen und auch in manchen Schriften davon gehandelt. Die notwendige Muße für eine zusammenfassende Darstellung fand der unruhige Wanderer aber erst während einer Rast über Ostern auf einem am Weg von Nürnberg nach Regensburg gelegenen Schloß. Dort war er, den man auch den »Luther der Medizin« genannt hat, obwohl er der römischen Kirche bis an sein Ende treu geblieben war, für einige Wochen bei einer stauffischen Familie eingekehrt, die mit ihrem Dorf der lutherischen Sache geneigt war. Gleichviel daß er ihn für einen »falschen Propheten« hielt, verband ihn mit Luther nicht nur seine erbitterte Feindschaft gegen Scholastik und Traditionalismus und sein glühender reformatorischer Eifer, sondern vor allem seine ungestüme Sprachkraft. So weist er einmal den Vorwurf, warum er die alten Termini und Nomina nicht gebrauche, stolz damit zurück: »So ich die Krankheit verstehe und erkenne, so kann ich dem Kind wohl selbst den Namen schöpfen. Was will ich sagen (...) Caducus fulguris heißt Epilentia oder Epilepsia? Oder was will ich, es sei Graecum, Arabicum oder Algoicum? Mich bekümmert das allein, den Ursprung einer Krankheit und seine Heilung zu erfahren (...).« Und wie er der Weisheit »nicht allein bei Doktoren, sondern auch bei Scherern, Badern, Weibern, Schwarzkünstlern, Alchimisten, Klöstern, Edlen und Unedlen, Gescheiten und Einfeltigen« nachgeht, so zieht er es auch vor, deren Sprache zu sprechen und statt Epilepsie, was er selten gebraucht, von den hinfallenden Siechtagen, der fallenden Sucht oder vom Hinfallenden zu reden, wie das gemeine Volk es tut. Nichts anderes als sein Abscheu vor gelehrtem Scheinwissen, das sich oft mit hochtrabenden Begriffen ziert, mag der Grund dafür sein, daß er die volkstümliche Bezeichnung vorzieht, wenn man auch vermuten darf, daß ihn dabei auch der metaphysische Doppelsinn, für den seine Zeitgenossen aufmerksame Ohren hatten, geleitet haben mag. Denn »der Mensch ist zum Umfallen geboren« lautet seine existentielle Bestimmung, aus der die Aufgabe des Arztes erwächst und daran, daß er »je zum letzten fallen muß« auch ihr Ende findet.

Obwohl sich diese Krankheitsbezeichnung von einem besonders augenfälligen Symptom des epileptischen Anfalls herleitet, ist sie auch, wie alle Bezeichnungen für Epilepsie, ursprünglich nicht ein medizinischer Terminus, sondern eine volkstümliche Benennung. Und ebenso wie die Bezeichnung »Epilepsie« und »Morbus sacer« erst im Laufe der Zeit zu krankheitsspezifischen Begriffen geworden sind, so wurden auch unter »Fallsucht« ursprünglich alle krankhaften Zustände verstanden, die zu einem Hinfallen führten.

Doch wird schon in der Spätantike »Morbus caducus« von Apuleius (geb. 125 n. Chr.) und »Caducarii« von Augustin (354–430 n. Chr.) eindeutig zur Bezeichnung von Epilepsie und von Epileptikern verwandt. Analoge Namen wie »Passio caduca« in Spanien, »Falling evil« in England und »falligs Wai« in Deutschland waren schon im frühen Mittelalter geläufig.

Die Bezeichnung hatte auch den Vorzug, dem Streit enthoben zu sein, der sich seit der Spätantike zwischen den Vertretern einer naturalistisch-rationalen und einer theologisch-irrationalen Erklärung über das ganze Mittelalter hinzog. Hatte die erstere durch Galen und seine Nachfolger Verstärkung erfahren, so war die letztere durch den Kirchenvater Origines begründet und durch theologische und medizinische Vertreter der scholastischen Schule fortgesetzt worden.

Galen (130–200 n. Chr.) – ein griechischer Arzt, der in Rom lebte – hatte die humorale Pathologie des Hippokrates, gestützt auf die Bemerkung von Plato im »Timaios«, daß Epilepsien entstehen, wenn sich weißes Phlegma mit schwarzer Galle mische, dahingehend ergänzt, daß epileptische Anfalle sowohl durch eine phlegmatische wie durch eine melancholische Stockung zustande kommen könnten. Er war es auch, der zuerst eine idiopathische von sympathetischen Epilepsien zu unterscheiden lehrte, woraus er drei Formen ableitete: Erstens eine, die durch eine idiopathische Erkrankung des Gehirns, zweitens eine sympathetische, bei der das Gehirn über die *Cardia*, und drittens eine sympathetische, bei der das Gehirn von anderen Teilen des Körpers in Mitleidenschaft gezogen wird. Man ist versucht, in diesem galenischen Konzept einen Vorläufer der modernen Einteilung in zentrencephale, rhinencephale und neocorticale Epilepsien zu sehen. Denn während des frühen Mittelalters hatte ein weiterentwickeltes dreiteiliges Schema Geltung, das sowohl lokalisatorisch wie ätiologisch und symptomatologisch zu verstehen war. Danach klassifizierte man eine idiopathische Epilepsie, die im Kopf entsteht, eine Analepsie, die vom Magen ausgeht, und eine Katalepsie, die von den Gliedern des Körpers herkommt.

Wenig später als Galen hatte Origines (185–254 n. Chr.), der zu seiner Zeit schon weithin berühmte Kirchenlehrer und Leiter der alexandrinischen Katechetenschule, anhand einer Homilie zu der von Matthäus (17, 14-21) erzählten Geschichte »vom mondsüchtigen Knaben« die Genese von Epilepsie im Licht der Heiligen Schrift so ausgelegt, wie es dann für den Kosmos des Mittelalters verbindlich geworden ist: »Ärzte mögen physiologisch darüber denken, daß es sich, wie sie von ihrem Standpunkt aus annehmen, nicht um einen unreinen Geist handle, sondern um somatische Symptome, und daß, wie sie als Physiologen lehren, dabei das Feuchte im Kopf bewegt werde entsprechend der Sympathie, die das Feuchte nach seiner Natur zum Licht des Mondes habe. Wir aber, die wir dem Evangelium glauben, sehen, daß diese Krankheit von einem unreinen, sprachlosen und tauben Geist in denen, die daran leiden, bewirkt wird.«

Für die mancherlei Weise, in der sich die geistige Spannung des Mittelalters austrug, wonach Glaube zur Einsicht in die Ordnung der Schöpfung und Erkenntnis der Schöpfung zur Erkenntnis Gottes selbst führt, ist gerade die janusgesichtige Epilepsie ein gutes Beispiel. Manche Ärzte entzogen sich dem Zwiespalt, indem sie zweierlei Arten von Erkrankung annahmen, eine, die aus natürlichen Ursachen entstehe, und eine andere, die von Geistern verursacht werde. Oder man verband beide Theorien, indem man dem fallenden Teufel die Eigenschaften eines Homunculus gab, der etwa den Einfluß des Mondes auf das Gehirn vermittelte oder eine moralische oder physische Schwäche ausnützte, um sich auszutoben. Wieder wird man an moderne Vorstellungen erinnert, an »Reize«, die nur bei einer bestimmten »Disposition« wirksam werden. Doch waren die Teufel damals leibhaftige und geistige Wesen zugleich. Allerdings konnten sie, die auch Gottes Werkzeuge waren, epileptische Anfälle nicht aus eigener Kraft verursachen. »Sie wurden erst wirksam, wenn der Körper aus dem Gleichgewicht kam.« Nur bei entsprechender Disposition also oder, wie die medizinisch hochgelehrte Äbtissin Hildegard von Bingen (1098–1179) es beschreibt: »Wenn solche Menschen einmal zum Zorn gereizt und von alltäglichen Schwierigkeiten behelligt werden, dann richtet der Teufel sein Augenmerk darauf und verwirrt sie mit dem Hauch seiner Einflüsterung.« Seine Zeit zu wirken war also gekommen, wenn die psychischen Organe in einen pathologischen Zustand gerieten. Das war nach Temkin eine der vorherrschenden theologischen Erklärungen über die gegenseitige Beeinflussung von physischer Krankheit und dämonischer Macht.

Solange Natur wie Übernatur Gottes Willen unterstand, war das in Ordnung. Mit dem Ausgang des Mittelalters regte sich aber auch im Verständnis der Epilepsie die Eigenmächtigkeit der Elemente wie der Geister, und zunächst sehr zum Nachteil der Kranken. Die Vorstellung, daß Epilepsie ansteckend sein könne, bezeugt ursprünglich die Furcht vor dem ansteckenden Atem der Krankheitsteufel, weswegen man davor warnte, sich ihnen zu nähern, mit ihnen zu sprechen oder zu baden, oder sie, wie es gegen Ende des 14. Jahrhunderts in Basel geschah, aus den Städten verwies oder, wie es 1510 in Nürnberg vorkam, sie gleich Aussätzigen und Syphilitikern behandelte. Hand in Hand damit ging ein therapeutischer Nihilismus, dem Bernard von Gordon (1303) beredt Ausdruck gab: »Von der Epilepsie sage ich Euch, daß ich viele Junge und Alte, Arme und Reiche, Männer und Frauen und beinahe jede Art von Epilepsie behandelt habe. Und trotzdem habe ich keinen einzigen weder durch mich, noch durch einen anderen geheilt gesehen, es sei denn ein Kind oder wenn es von einer üblen Lebensführung herrührte und wenn es noch nicht lange gedauert hatte, obwohl ich doch äußerst sorgfältig in allem und die Patienten ganz folgsam waren; weiß Gott, ich weiß es nicht. Und ich sage das deswegen, damit Ihr, wenn Patienten zu Euch kommen, nicht unredlich werdet. Euch selbst gegenüber mit leeren und falschen Versprechungen, was die Behandlung angeht, weil nahezu jede Epilepsie nur mit großer Schwierigkeit auszurotten ist – wenn überhaupt.«

Scholastische Dispute über die Formen der Krankheit bei seit 1300 Jahren kaum modifizierter Ätiologie und Therapie, abergläubische Vorstellungen von Teufel- und Hexenwerk bei fromm sich gebender Resignation, eine Unzahl von Heiligen als Nothelfer bei mit fürsorglichem Bürgersinn motivierter Verfemung, das war die »Theorie und Praktik von der fallenden Sucht«, wie sie Paracelsus zu Beginn des 16. Jahrhunderts antraf.

Paracelsus (1493–1541)

»Bei einer so großen Arbeit, wie ich sie mir vorgenommen habe zu beschreiben von den hinfallenden Siechtagen, ist es zuallererst wichtig, zu reden von der Barmherzigkeit, die einem Arzt soll angeboren sein. Denn wie ich es hin und her erwäge, so finde ich nichts mehr bei den Ärzten als Unbarmherzigkeit, die dann anzeigt, daß keine Liebe zu den Kranken da ist; und wo keine Liebe ist, da ist keine Kunst.« So lauten die ersten Sätze, mit denen Paracelsus die Leser anspricht. Es geht ihm zunächst nicht darum, zu beschreiben, welche Bewandtnis es mit dieser Krankheit habe, sondern »daß ich entdecke und erkläre, was der Arzt und was die Arznei sei«. Dazu dient ihm die Epilepsie, »daß in ihr das Argument begriffen werde« und »daß auferwecket werden die Schlafenden«. Also nicht um eine Aufklärungsschrift handelt es sich hier, sondern um einen philosophischen Traktat, eine erkenntnistheoretische Grundlegung der Medizin überhaupt, und um einen Appell an die ärztliche Ethik schlechthin – und das alles am Beispiel der Epilepsie.

Seine Argumentation ist folgende: Epilepsie gehört zu den »Hauptkrankheiten«, den »großen Nöten«, und sie ist eine schreckliche Krankheit, die zu Erbarmen nötigt. Barmherzigkeit ist der Lehrmeister der Ärzte, da nur »aus Liebe erlangt wird die Kunst, die sich dann in einem Arzt öffentlich zeigen soll«. Weil nun die Barmherzigkeit von Gott ausgeht, der Arzt aber von der gleichen Liebe und Barmherzigkeit ergriffen sein muß, wie sie Gott mit den Menschen im Sinne hat, ist der Arzt »ein Exequirer Gottes«, ein Vollstrecker seines Willens, wenn er sich der Leidenden annimmt. »Denn die Arznei und der Arzt sind allein darum da, daß durch sie der Kranke empfindlich sehe und merke die Liebe und Barmherzigkeit Gottes.« Darin wird das Amt des Arztes bestimmt, »Barmherzigkeit auszuteilen den anderen«, aber auch die Epilepsie als eine Herausforderung Gottes an den Arzt begriffen, denn »in den großen Krankheiten will Gott sein Lob haben und nicht in Lumpenwerk«.

Das macht die Autorität des ärztlichen Amtes aus, daß es ihm von Gott verliehen und ihm, indem er die Barmherzigkeit austeilt, »alle Menschen unterworfen« sind. Auf die Natur bezogen ist der Arzt »das Mittel, durch das die Natur in das Werk gebracht wird«.

Gott hat die Arznei in der Natur verborgen, der Arzt die Aufgabe, die darin versteckte Barmherzigkeit zu entdecken, hervorzuholen und an die Kranken auszuteilen. Daher versteht Paracelsus die Forschung als einen Auftrag an den Arzt, den er in Vollstreckung des göttlichen Willens, Barmherzigkeit auszuteilen, ausübt: »Und wie die Barmherzigkeit und Gnade Gottes nicht feiert, sondern für und für arbeitet in der Liebe, so sollen wir emsig nachfolgen (…) in allen diesen Dingen uns üben und nichts außen lassen, sondern alles zu wissen begehren.« Aber er muß auch die Verantwortung dafür tragen, denn »was der Arzt tut, ist nicht sein Werk; darum muß er Rechnung geben am Tag des Urteils für sein empfangenes Amt, ob er's mit dem Maß ausgeteilt habe, mit dem Maß es ihm zugemessen worden ist«.

Zu behaupten, daß Epilepsie unheilbar sei, ist daher nicht nur Undank, sondern auch Unglaube. Undank, weil die Größe göttlichen Erbarmens zu ebenso großem Lob herausfordert, was nur in der Behandlung und Erkennung der großen Krankheiten recht geschehen kann, und Unglaube, weil man »Gott ein größeres und mehr vertrauen soll und wissen, daß Gott allen Krankheiten ihre Arznei geschaffen und gegeben hat«. Es sei aber auch unlogisch, zu behaupten, daß diese Krankheit unheilbar sei: »Allein die sind unheilbar, in denen der Tod ist (…) wie kann ein Arzt sagen, daß eine Krankheit nicht zu heilen sei, in der der Tod nicht ist? (…) Sind denn die nicht krank, die Ihr verwerft? Ich meine doch. Sind sie nun krank (…) so bedürfen sie eines Arztes. Bedürfen sie nun des Arztes, warum sagt Ihr dann, ihnen sei nicht zu helfen?« Dem Arzt hilft keine Ausrede, »denn der hat von dem Mahl gegessen, zu welchem die geladenen Gäste nicht kamen. Darum sag nicht, Du habest Ochsen gekauft, sag auch nicht, Du habest in Deinem Dorf zu schaffen. Denn die Ausrede brauchen allein die, die nicht des Mahles würdig sind (...).« Epilepsiebehandlung wird so zur gottverordneten Pflicht erklärt und die wahre Arznei letztlich zum Ausweis der Auserwähltheit: »Er erkennt den Arzt in seinem Herzen (...) er achtet auf den Barmherzigen; dem gibt er die Arznei. Daher wißt Ihr hiermit, wer die Arznei, die mit Wahrheit zu uns kommt, erfunden hat? Das sind die Seligen, nicht die Unseligen; die, die Gott erwählt hat, nicht die der Mensch erwählt hat. Darin sollen wir glorieren, daß wir von den Seligen haben und was wir mangeln (...) (auch) erlangen (...).«

Seinem reformatorischen Versuch von der Rechtfertigung der Krankheit dient Paracelsus also die Epilepsie als untrüglicher Erweis dafür, daß die Medizin und die Ärzte sich nicht auf Tradition und Lehre, sondern unmittelbar auf Gottes Willen und Erwählung gründen. Und er ruft seine Hörer mit dem letzten Abschnitt dieses Paragraphen eindringlich dazu auf, diese Aufgabe der Erneuerung ins Werk zu setzen: »Diese Rede sage ich deswegen, damit der Arzt auf einen anderen Grund gehe und eine bessere

Kunst lerne und erfahre, als sie bisher gewesen ist. Und deswegen handle ich hier besonders von der hinfallenden Krankheit, daß Ihr Acht darauf habt und beflissen seid – nicht mir zunutz, sondern dem Kranken –, und sich der Arzt dermaßen rüste, daß er ein Nothelfer sei in den rechten Krankheiten – nicht in den Posselarbeiten, nicht in den Seich sehen wie die Wahrsager und Reterscher, nicht an den Puls greifen und faseln, nicht Habermuslein und in Gerstenwasser (…), sondern außerhalb solcher Spieglerei in die Praxis hineingehen mit den Arzneien, darin liegt dann die Heimlichkeit, die in einem Arzt offenbar sein soll, durch die Gott gelobt wird. Denn durch Seichsehen, durch Pulsgreifen wird Gott nicht gepriesen, sondern durch die Arcana, auf daß beim letzten Unheil der Arzt in seiner Rechenschaft sprechen mag: also hast Du Richter mich gelehrt und nicht der Mensch; Deine Arbeit hab ich vollbracht, nicht meine Arbeit, aus Dir, nicht aus mir. Drum sollen wir zu der Barmherzigkeit, die aus der Liebe erwächst, fallen und dringen, so wird uns nach unserem hitzigen Herzen gegeben, was uns anliegt. Denn die Kunst der Arznei liegt im Schlaf. Allein wir wecken's auf; von selbst werden sie nicht aufstehen; daher so weckt's auf und macht's wachend.«

Ruft der erste Paragraph den Arzt zur Umkehr und Besinnung auf den apostolischen Charakter seines Amts, so bestimmt der folgende »das Verhältnis des Menschen zur großen Welt«. War im ersten das Erbarmen das mit der Epilepsie verbindende Motiv, so stellt im zweiten die Katastrophe des großen Anfalls die Analogie her zwischen Mikrokosmos und Makrokosmos. Für Paracelsus »ist die äußere Welt der Spiegel des Menschen und seine Theorie und seine Anatomie, so daß durch die äußere Welt der Mensch in allen seinen Dingen erkannt wird«, woraus folgt, »daß der Arzt bei der Beschreibung solcher Krankheit die Natur der großen Welt herannehme und dieselbe erkläre«.

Doch müsse man zuvor die große Welt kennen, ihre Konstellationen und Zeitigungen in Erfahrung bringen, um ihre Analogie und Wirkung im Menschen wahrnehmen zu können. Die große Welt – das sind Himmel und Erde – bestehe aus vier Elementen; der Himmel aus Feuer und Luft, die Erde aus Erde und Wasser.

Die paracelsischen Elemente sind nicht die hippokratischen des Kalten und Warmen, des Trockenen und Feuchten, sondern kosmische Kräfte oder Substanzen. Jedes der vier Elemente hat seine eigenen Früchte und Impressiones.

Die Früchte sind jeweils drei, und zwar »der Erden Früchte sind alle Kräuter, Bäume und Gras; des Wassers Früchte sind die Metalle, die Steine und der Kies; der Luft Früchte sind Tau, Manna und Terenia; des Feuers Früchte sind Regen, Schnee und Hagel«. Den Früchten korrespondieren die Arzneien, den Impressiones die Krankheiten, und beide Paare entsprechen sich einander wie Münze und Prägestock. Wie der Regen eine Frucht des Feuers ist, so ist die Impression des Feuers der Donner oder, wie wir heute sagen würden, das Gewitter.

Daß man das Gewitter vorhersagen kann, wie der Kundige einen epileptischen Anfall vorhersagen kann, gilt Paracelsus als erstes Argument für die zentrale Behauptung, »daß der Donner die Krankheit ist«.

Die Entstehung des Gewitters gleicht der Entstehung des Anfalls: in beiden sind es Quecksilber, Schwefel und Salz, die den Anstoß zur Entladung geben. Diese drei sind normalerweise mit einer Schale umgeben oder in eine Haut eingeschlossen. Wenn es an der Zeit ist, d.h. abhängig von einer bestimmten Konstellation, »alsdann geht der Paroxysmus des Donners an, und mit Gewalt erschüttert er sich und zerreißt seine Schale, in der er liegt (...). Und wie der Donner, der sich einschließt und einwickelt wie ein Wind in eine Blase, so sollt Ihr auch im Leib verstehen den Ursprung des Hinfallenden, das vom Element Feuer geboren wird.«

Wie die Entstehung, so erläutert Paracelsus auch den Verlauf des Anfalls Schritt für Schritt im Sinne der kosmischen Analogie, die er nicht als allegorischen Vergleich versteht, sondern als symbolische Identität, »worin begriffen und bewiesen wird, wie der Donner und der hinfallende Siechtag *ein* Ding sei, *ein* Ursprung, *ein* Wesen und *ein* Materia«. Wie sich ein heraufziehendes Gewitter an einer Veränderung des Wetters bemerkbar mache, »so auch im Leib, wenn ein Paroxysmus beginnt, dann kommen dem Kranken Vorboten«. Und wie die Tiere ein heraufziehendes Wetter »melden, die Vögel und das Vieh mit Geschrei, die Hühner und Hähne mit Toben und Wildnis, wie die Fliegen, die mit Grimmigkeit in die Menschen beißen (...). Also der Mensch empfindet solchen Anfang auch (...). So ist der Anfang und Vorbote des Paxoxysmus in den hinfallenden Siechtagen ganz gleich der Entstehung des Gewitters. Wie ihr nun weiter auch seht, daß nach solchem Anfang das Gewölk antritt (...), so treten auch im Menschen Nebel vor die Augen, Dumpfheit, Sehschwäche, anfallender Schlaf. Diese Dinge sind alle des Gewölks Art, daß es schläfrig macht und schwermütig (...). Danach kommt dann der Wind und läßt nichts liegen, bewegt, was er greift und was zu bewegen ist. So geht auch im Leib der Wind an und geht so stark in ihm (...), daß sie (die Kranken) wie der Wind keine bleibende Statt haben, sondern auf und davon laufen (...) und wiewohl er (der Wind) nicht zu sehen ist, so beweist er doch die inwendige Bewegung, die da augenscheinlich verstanden wird, daß der Bauch, der Hals auflaufen und mit Wind angefüllt werden, je nachdem Platz und Weite da ist (...). Alsdann hebt an die ungestüme Art des Donners (...), daß er bewegt Himmel und Erde, – so auch im Menschen. Da geht an die Zerbrechung der Blätter und erschüttert den ganzen Leib. So daß alles, was in ihm ist, erbebt wie der Donner die Erde (...). Dieser Donner ist eine Ursache des Krampfs. Denn was ist der Krampf dieser Krankheit anderes als allein der mächtige Ausbruch und der mächtig verschlossene Wind? Dieser macht, streckt und zieht von sich alle Glieder. Und wie das Gewitter ausgießt seine Blitze, so feuern ihnen ihre Augen, daß nichts als Feuer vor den Augen umläuft. Weiter auch nichts anderes als wie ein Gewitter ausgießt den Regen, also ausgießen sie denselben im Schaum (...) – Wenn nun (...) der Paroxysmus aus ist, was folgt danach anderes als schönes Wetter wie nach dem feurischen Donner. Und ebenso wie (...) es nach dem Donner naß geworden ist und die Wege mit Kot und anderem mehr bedreckt sind und es Zeit und Weile haben muß, bis es wieder wird wie es gewesen ist, so müssen auch im Menschen die Vernunft, die Glieder, der Körper, die Sinne, das Gesicht, das Gehör, etc. ruhen und rasten, bis die Sonne des Mikrokosmos es wieder rechtfertig macht; alsdann so ist der Mensch wieder in seinem Wesen.«

Nachdem Paracelsus so mit drastischer Eindringlichkeit die Entsprechung von Gewitter und Anfall ausgemalt hat, wobei er sich nur kurz unterbricht, um den Leser zu ermahnen, sein Herz beim Anblick mitfühlend offen zu halten wie die Augen und Ohren beim Rollen des Donners und beim Zucken der Blitze, geht er über die Ätiologie erstaunlich gelassen hinweg: »Und wie ein Land mehr als das andere trieft und donnert, so soll's auch mit dem Menschen verstanden werden, daß der eine ja, der andere nicht davon betroffen wird.«

Auch die graduellen Ausprägungen der epileptischen Anfälle streift er nur kurz, indem er sie mit der Beteiligung der verschiedenen Elemente erklärt: »Die schwersten Paroxysmen, die teil dem Feuer zu (...) den schwächsten Paroxysmus, den teil der Luft zu«. Die beiden letzten Paragraphen seiner Schrift sind ganz der »höchsten Bewährung, das ist die Heilung« gewidmet.

Auf die Differentialdiagnostik und Klinik der Krankheit einzugehen, sieht er nicht als seine Aufgabe an. Er fürchtet sogar mit speziellen Erörterungen seine Leser zu ermüden. So konzentriert er sich ganz darauf, eine Erklärung des Anfalls von einer neuen Einstellung zur Medizin her zu geben und daraus eine Anweisung zur Behandlung im Lichte seiner neuen Theorie von Natur und Krankheit abzuleiten.

Hippokrates und Paracelsus

Es ist kein Zweifel, daß Paracelsus seine Theorie ganz vom Eindruck des großen epileptischen Anfalls her empfangen und entworfen hat. So war für ihn gerade das Symptom führend geworden, das Hippokrates nur am Rande vermerkt, die krampfhafte Erschütterung, wie er andererseits jedoch völlig übersah, wovon Hippokrates sich hatte leiten lassen, den Atemstillstand. Da beide Symptome in der Tat konstitutiv sind für den großen epileptischen Anfall, nimmt es nicht wunder, daß alle bis in unsere Tage entwickelten pathogenetischen Vorstellungen von diesen beiden Symptomen ausgehen. Und wenn auch heute niemand mehr den Anfall unter den Leitbildern der Erstickung oder des Gewitters begreift, so könnte man sich die Tradition der hippokratischen Lehre von der Stockung der Säfte in den vasomotorischen Theorien, wie sie Kussmaul und Tenner zum ersten Mal formuliert haben, und in den chemischen Erklärungsversuchen fortgesetzt denken, wie man andererseits in den physikalischen Erklärungsversuchen und der Entladungstheorie, wie sie von Jackson wissenschaftlich definiert wurde, eine Fortwirkung der paracelsischen Idee vom Donner der Elemente erblicken könnte. Doch wäre beides historisch schwerlich zu begründen. Denn wie der durch die Antike und Spätantike noch breit strömende Fluß der hippokratischen Lehre durch das Mittelalter hin allmählich abnahm und zur Zeit der Renaissance schon nahezu versickert war, so hatte die Lehre des Paracelsus wie ein Komet nur jäh und kurz die Landschaft seines Jahrhunderts erleuchtet, um danach nur in esoterischen Alchimistenkreisen noch eine Weile fortzuglimmen. Nicht in den Naturwissenschaften und in der Medizin wird ihr Andenken bewahrt; was von ihnen geblieben ist, das haben Philosophen und Dichter bewahrt. Der Geist des Hippokrates lebt in Thukydides und in Plato fort, die Gestalt des Paracelsus in Marlowes und erst recht in Goethes Faust.

Als Ärzte haben wir den Vorzug, noch aus einem anderen Verhältnis zu den beiden Gewinn ziehen zu dürfen, dem »Verhältnis der Nachkommen, der Söhne«. Als Vorfahren gleichen Berufs stehen sie uns näher als dem Historiker, Philosophen oder Dichter. So ist uns aber auch jene Distanz nicht möglich, die uns der Notwendigkeit entheben konnte, Stellung zu nehmen oder gar eine Wahl zu treffen.

Ihre von Grund auf verschiedene Art und Ansicht über das Wesen der Natur und der Medizin, über Gesundheit und Krankheit und über den Menschen schlechthin hat Viktor von Weizsäcker einmal unter dem Titel »Bilden und Helfen« einander gegenübergestellt. In diesem Vortrag beschrieb er den Zeitgenossen des Sokrates als Vorbild des besonnenen, maßvollen, gewissenhaften, konservativen Arztes, des ἰατρός φιλόσοφος ἰσόθεος dem, wie es im platonischen Staat ausgeführt wird, Mitleid fremd und häßlich Leidendes zuwider ist. Im Zeitgenossen Luthers dagegen sieht er den Typus des vom Leiden Ergriffenen, ruhlos Forschenden, eifrig Tätigen, des »Arztes, der aus Gott geht«, der alle Krankheit kreatürlich nimmt und alle Therapie als Abglanz ewiger Heilskraft versteht. Er vermerkt auch den grundverschiedenen Lebensstil der beiden. Während Hippokrates ein von gelehrigen Jüngern umgebener und unumstritten anerkannter Meister der Heilkunde war, der ein gepflegtes Jonisch sprach, bei aller Weltläufigkeit doch ansässig blieb, und der von Ärzten eine würdige Haltung, eine maßvolle Sprache, eine diskrete Kleidung und eine vollkommene Selbstbeherrschung verlangte, ist Paracelsus von Jugend auf ein Vagant gewesen, unbequem und »von Natur nicht subtil gesponnen«, stolz auf seine Armut und Unabhängigkeit, dem Schüler und Gesellen ebenso rasch zuliefen, wie sie wieder abtrünnig wurden. So wird es auch verständlich, daß beide auch einen ganz verschiedenen Begriff vom Wesen ärztlicher Tätigkeit hatten. Wenn sie auch übereinstimmend Sinne und Verstand, Beobachtung und Erfahrung als notwendige Voraussetzung bezeichnet haben, so verstand Hippokrates unter ärztlicher Kunst im wesentlichen doch eine Fähigkeit, die der Arzt sich erwerben, Paracelsus aber eine Gabe, die dem Arzt nur zuteil werden könne.

Medizin als Wissenschaft und Heilkunde wird keiner der beiden entraten können. Wer es aber mit Epilepsie zu tun und mit Epilepsiekranken umzugehen hat, wird es irgendwann einmal mit sich auszumachen haben, ob er mehr der hippokratischen Haltung der distanzierten Beobachtung oder mehr der paracelsischen Haltung der leidenschaftlichen Teilnahme den Vorzug gibt, und zumal der Forscher wird zu prüfen haben, wie er zu den Worten steht, die Viktor von Weizsäcker seinem »Gestaltkreis« vorausschickt: »Um Lebendes zu erforschen, muß man sich am Leben beteiligen.«

(1966)

Epilepsie metaphysisch betrachtet: Eine Deutung der biblischen Geschichte von dem epileptischen Jungen und von Raffaels »Transfiguration«

Hubertus Tellenbach
in Freundschaft gewidmet

In der Bibel kommt Epilepsie als Begriff nicht vor. Wohl aber wird in den Evangelien erzählt, daß Christus einmal von dem Vater eines Knaben konsultiert wird, der als besessen oder mondsüchtig bezeichnet wird, der aber nach den Beschreibungen in den synoptischen Evangelien – am ausführlichsten bei Markus – unzweifelhaft an epileptischen Anfällen leidet. Die Angaben sind so genau, daß man sogar so weit gehen kann, eine früh beginnende, mit häufigen, vor allem tagsüber sich ereignenden generalisierten tonisch-klonischen Anfällen einhergehende Epilepsie zu diagnostizieren. Für Theologen ist diese Geschichte ein weiteres Beispiel für eine durch die Kraft des Glaubens bewirkte Heilung von einer Krankheit. Mediziner haben sich – soweit ich sehe – überhaupt nicht damit beschäftigt und bisher weder positiv noch negativ dazu Stellung genommen, obwohl es verhältnismäßig leicht gewesen wäre darauf hinzuweisen, daß der Akzent der Erzählung nicht auf der Heilung liegen könne. Denn es mußte auch den Zeitgenossen Jesu klar sein, daß ein Wiederaufstehen nach einem epileptischen Anfall keinerlei prognostische Bedeutung hat und jedenfalls viel weniger besagt, als wenn ein Blinder wieder sehen und ein Lahmer wieder gehen kann. In der biblischen Erzählung muß daher noch ein anderer Sinn verborgen sein. Nun gibt es ein berühmtes Bild von Raffael, auf dem diese Geschichte dargestellt ist. Epileptologen kennen dieses Bild durch William Lennox, der es als Frontispiz seinem zweibändigen Werk »Epilepsy and Related Disorders« (1960) vorangestellt hat. Aber nicht alle machen sich klar, daß Lennox doch nur ein Detail aus der unteren Hälfte eines größeren Bildes wiedergegeben hat, dessen obere Hälfte die in den Evangelien unmittelbar vorhergehende Geschichte darstellt, in der Christus im Beisein seiner Lieblingsjünger auf dem Berg Tabor verwandelt wird.

Raffael hat das Bild »La Transfiguratione« genannt. Die Konzeption dieses letzten Bildes,

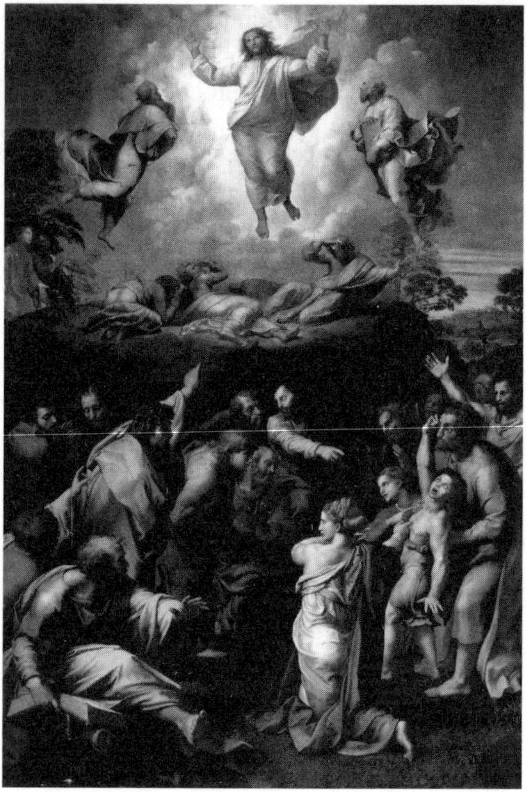

das Raffael gemalt hat, ist ein Geheimnis geblieben, das er mit ins Grab genommen hat. Denn kurz vor Vollendung des Bildes ist er 37jährig am Karfreitag des Jahres 1520 gestorben. Man hat das Bild in seinem Atelier zu Häupten seiner Bahre aufgestellt, und Vasari, ein Zeitgenosse

Raffaels, berichtet darüber: »Wer dieses lebende Gemälde und diesen toten Körper betrachtete, dessen Seele wurde von tiefem Schmerz erschüttert.« »Alle Künstler«, so schreibt er an anderer Stelle, »stimmten darin überein, daß unter den vielen Werken, die er ausführte, dies das rühmlichste, das schönste und das göttlichste sei.« Aber, so sagen selbst Kenner wie Herbert von Einem (1966) und Konrad Oberhuber (1982), es sei bis heute ein großes Rätsel geblieben, was Raffael bewogen habe, zwei Vorgänge, die offensichtlich nichts weiter miteinander zu tun haben, als daß sie nacheinander erzählt werden, so auf einem Bild darzustellen, als ob sie gleichzeitig passiert und auf eine geheimnisvolle Weise miteinander verbunden sind. Kunsthistoriker haben bei der Deutung des Bildes, wie auch Theologen bei der Exegese der zugrunde liegenden Texte, bisher weitgehend von der Art der Krankheit abgesehen, an der der Knabe leidet. Wenn es aber zutrifft, daß der Knabe nicht an irgendeiner Besessenheit, sondern an einer Epilepsie gelitten hat, dann dürfen wir vielleicht als Epileptologen hoffen, unter unserem Blickwinkel etwas zur Lösung dieses Rätsels beitragen zu können. Weil eine Verwandlung in beiden Szenen des Bildes wie in beiden biblischen Geschichten stattfindet, sollte klar werden, daß sowohl in der oberen wie in der unteren Hälfte eine Transfiguration vor sich geht.

I.

Raffael war der erste, der die beiden biblischen Erzählungen als eine Einheit auffaßte. Darin hatte er nicht nur in der ikonographischen Rezeption, sondern auch in der theologischen Interpretation keine Vorläufer. Wohl kam es vor, daß in Handschriften »Transfiguration« und »Heilung des Lunaticus« der Sequenz der Texte entsprechend nacheinander illustriert wurden, und wohl gab es selten auch separate Darstellungen nebeneinander, wie zum Beispiel in dem 1502 entstandenen sogenannten »Walther-Epitaph« von Holbein dem Älteren, doch ohne besonderen Bezug aufeinander.

Auch nach Raffael bleibt die Idee rätselhaft. Wohl gibt es Nachahmungen, wie die schon bald, 1551, von Hermann tom Ring gezeichnete oder die 1604/05 von Rubens im Auftrag des Herzogs von Mantua gemalte Transfiguration, die aber beide, obwohl sie auch beide Szenen darstellten, die verbindende Idee nicht deutlicher machen, ja dadurch, daß sie das Thema von der Höhe in die Breite ziehen, eher verflüchtigen. Unverständnis für den Zusammenhang gab sich häufig als Kritik an der Schülern zugeschriebenen unteren Hälfte oder als Lob an der oberen, die allein aus der Hand Raffaels stamme – eine Formel, die nach neueren Erkenntnissen nicht mehr aufrecht zu erhalten ist. So ist es kein Wunder, wenn der bekannte Kunsthistoriker Heinrich Wölfflin in seinem Werk über »Die klassische Kunst« von der Transfiguration nur die obere Hälfte abbildet. Um so weniger wird man Mediziner dafür schelten, daß sie wie Lennox nur die untere Hälfte abbilden oder, noch weniger, Dr. Porter (1982), wenn er einen Künstler zu einer Wiedergabe der epileptologisch interessanten Details animiert.

Aber auch Theologen haben ihrerseits die beiden Erzählungen als voneinander unabhängig (Walter Schmithals) interpretiert, als »displaced« (Bacon) oder sogar als einander förmlich störend (Julius Wellhausen) bezeichnet, was allerdings auch fraglich geworden ist, seitdem semantische Zusammenhänge zwischen der göttlichen Stimme aus der Wolke, in der die Verklärung Jesu ihren eigentlichen Skopus hat, und dem sprachlosen Geist des Knaben belegt sind (Günter Bornkamm).

Da die Idee, die beide auf dem Bild dargestellten Szenen miteinander verbindet, erst im Zusammenhang mit den biblischen Geschichten evident wird, muß ich kurz darüber berichten: Einige Tage, nachdem Jesus den Jüngern zum ersten Mal angekündigt hatte, daß er leiden müsse, getötet werde und am dritten Tage auferstehe – was ihm die Jünger ausreden wollen –, nimmt er Petrus, Jakobus und Johannes allein mit sich auf einen hohen Berg. Dort wird er vor ihren Augen verwandelt. Luther übersetzt das ins Deutsche mit »verklärt«, womit er aber die in der Vulgata mit »transfiguratur« enthaltene leibhafte Verwandlung eher vernebelt und dadurch die im epileptischen Anfall vor sich gehende Metamorphose dem Blick entzieht. Jesus wird so verwandelt, daß »sein Angesicht leuchtete wie die Sonne und seine Kleider weiß wurden wie Licht«, wie in Vorwegnahme seiner »Auferstehungsgestalt, zu der er durch sein Leiden gelangt«, sagt der Theologe Otto Hermann Pesch. Mose und Elia sind bei ihm – Repräsentanten des Gesetzes der eine und der Verheißung auf Erweckung von den Toten der andere – und reden mit ihm –, nach Lukas über seine bevorstehende Passion. Da kommt eine Stimme aus der alle überschattenden leuchtenden Wolke, die – in Parallele zur Taufe – proklamiert: »Dies ist mein lieber Sohn, an dem ich Wohlgefallen habe; den sollt ihr hören!« Das ist nämlich genau der Augenblick, in dem die Stimme aus der Wolke kommt, der Moment, in dem die Jünger eine Vision – die Verwandlung ihres Herrn –, und eine Audition – die Stimme des verborgenen Gottes – erleben. Denn, so sagt Matthäus, »da das die Jünger hörten, fielen sie auf ihr Angesicht und erschraken sehr«. Das ist für das ganze Evangelium ein zentraler Moment. Denn die göttliche Stimme sanktioniert nicht nur die im Bekenntnis des Petrus »Du bist Christus, des lebendigen Gottes Sohn« unmittelbar vorausgegangene Erkenntnis der Jünger; sie bedeutet zugleich auch, daß damit Leiden und Tod unaufhaltsam werden. Denn auf das Bekenntnis des Petrus hin hat Jesus zum ersten Mal angekündigt, daß er leiden, sterben und auferstehen werde. Die Proklamation zum Sohn Gottes ist gleichbedeutend mit Passion und Auferstehung. Diese Erkenntnis bedeutet für die Jünger einen Schritt vom Unverständnis für die Passion Christi zu einem beginnenden Verständnis, das jedoch immer wieder neuer Unterweisung bedarf. Denn schon beim Abstieg vom Berg sind sie wieder ratlos, wie ihre Fragen belegen, was er wohl gemeint habe mit dem »von den Toten auferstehen« und ob nicht vorher Elia kommen müsse.

Unterdessen hatte ein »Mann aus dem Volke« (Lukas 9, 38) die drunten verbliebenen Jünger gebeten, seinem Sohne, seinem einzigen Sohn, zu helfen, aber sie konnten es nicht. Der Junge habe »schwer zu leiden«, sagt der Vater bei Matthäus, denn er sei »mondsüchtig«, ein damals gebräuchlicher Terminus für »epileptisch«. Markus und Lukas nennen keine Diagnose, beschreiben aber dafür um so ausführlicher und ganz eindeutig die Symptome großer epileptischer Anfälle (John Wilkinson): Daß er bewußtlos wird (was daraus hervorgeht, daß er »stumm und taub« wird, d. h., daß er nicht mehr sprechen kann und unansprechbar wird). Daß er zu Boden fällt, daß es ihn packt und reißt, daß er starr wird, mit den Zähnen knirscht, Schaum vor den Mund bekommt und daß er oft in Lebensgefahr gerät, wenn er vom Anfall ins Feuer oder ins Wasser geworfen wird (Markus 9, 18-22). Ein Zeichen möchte ich besonders hervorheben, weil es in dem Zusammenhang, den das Bild von Raffael darstellt, und in dem Zusammenhang, der die beiden Erzählungen miteinander verbindet, eine besondere Bedeutung hat. Das ist der Schrei, der in dem Augenblick, den das Bild darstellt, aus dem Mund des Knaben kommt. Die Texte erwähnen dreimal einen Schrei, zweimal bei Lukas und Markus, als ein den epileptischen Anfall unmittelbar einleitenden Initialschrei und einmal bei Markus aus dem Mund des Vaters als ein Schrei um Hilfe: »Ich glaube, hilf meinem Unglauben!« (Markus 9, 24). Bei Lukas wird der Initialschrei vom Vater zur Beschreibung des Leidens und gewissermaßen als Beleg dafür angeführt, daß sein Sohn von einem Geist ergriffen wird. Bei Markus aber ist der Initialschrei die unmittelbare Antwort des »sprachlosen und tauben Geistes« auf die beschwörende Anrede Christi. Bei Raffael scheint es ganz so, als ob sich der Kranke als einziger von allen direkt an Christus wendet und als ob er selbst nun den Schrei ausstößt, mit dem nach der Erzählung des Markus, oder das »Kyrie eleison« ausruft, mit dem sich nach der Erzählung des Matthäus der Vater an Christus wendet. Der Initialschrei des Anfalls ist ganz offensichtlich der bezeichnende Moment der unteren Szene.

Raffael hat, wie wir sehen können, auf dem Bild zwei für die beiden Geschehen jeweils bezeichnenden Momente miteinander synchronisiert. Dadurch entsteht ein geheimnisvoller Einklang der von oben kommenden göttlichen Stimme aus der Wolke mit der von unten aus dem Mund des epileptischen Knaben dringenden Stimme des unreinen Geistes. Was kann das besagen, bedeuten?

II.

Der Initialschrei ist auch unter medizinischem Aspekt ein merkwürdiges Phänomen. Die wissenschaftlichen Ansichten darüber, wie es dazu kommt, stehen sich diametral gegenüber. Die einen erklären ihn als einen physikalischen Vorgang, hervorgerufen durch einen Krampf der Exspirationsmuskeln und der Glotiskonstriktoren, die anderen verstehen ihn als psychischen Ausdruck von Überraschung, Entsetzen oder Schmerz. Nach unserer Ansicht bezeichnet der Initialschrei sowohl das Ende der Aura wie den Beginn des tonischen Krampfes. Mit dem Schrei, der an beidem teil hat, erlischt das Bewußtsein. Der Versuch einer rein mechanischen Erklärung kann daher ebensowenig überzeugen wie eine Deutung allein als Ausdruck psychischer Vorgänge. So ungewohnt es für ein Denken in Kategorien auch sein mag, so bleibt keine andere Möglichkeit, als ihn als Zeichen der Metamorphose von der Aura in den Krampf zu begreifen. Was im Schrei sich kundgibt, wird von der Aura angekündigt und mit der Sprengung des Bewußtseins vom Krampf fortgesetzt. Das macht ihn so ›unvergleichbar‹, daß der Ausdruck äußerster seelischer Spannung von der mechanischen Gewalt des Krampfes ins ›Unmenschliche‹ gesteigert wird.

Die Parenthesen »unvergleichbar« und »unmenschlich« beziehen sich auf Dostojewski, der seine eigene Erfahrung am Beispiel eines Anfalls des Fürsten Myschkin in seinem Roman »Der Idiot« so beschreibt:

»Das (die Aura) dauerte im ganzen vielleicht nur eine halbe Sekunde, doch entsann er sich später noch deutlich und bewußt des Anfangs, des ersten Tones, jenes entsetzlichen Schreis, der sich plötzlich ganz von selbst seiner Brust entrang, und den er mit keiner Gewalt aufzuhalten, zu unterdrücken oder abzubrechen vermocht hätte. Dann schwand ihm momentan das Bewußtsein, und tiefe Finsternis trat ein. – Es war ein epileptischer Anfall, nachdem er schon lange keinen mehr gehabt hatte. – Bekanntlich kommen solche Anfälle ganz plötzlich, das Gesicht verzerrt sich, namentlich der Blick ist entstellt, Krämpfe und Zuckungen erfassen den ganzen Körper und alle Gesichtszüge zucken. Ein entsetzlicher, mit nichts zu vergleichender Schrei entringt sich der Brust. In diesem Schrei verschwindet gleichsam alles Menschliche, und für einen Beobachter ist es ganz unmöglich, sich vorzustellen und zu glauben, daß es wirklich dieser Mensch

> ist, der da schreit. Es scheint vielmehr, daß ein anderer es tut, einer, der sich im Inneren dieses Menschen befindet.«

Dem Schrei, »in dem gleichsam alles Menschliche verschwindet, ging eine Aura voraus«. Paul Vogel, der über die Aura-Erfahrungen von Dostojewski nachgedacht hat, zitiert als für unser Thema besonders aufschlußreich eine Äußerung, die Kirilloff im Roman »Die Dämonen« über seine Anfälle abgibt:

> »Das ist nichts Irdisches, ich will damit nicht sagen, daß es etwas Himmlisches sei, sondern möchte nur darauf hindeuten, daß der Mensch in seiner irdischen Gestalt es nicht zu ertragen vermag. Er muß sich entweder physisch umgestalten oder sterben. Das ist ein klares und unbestreitbares Gefühl (...). Wenn es länger als fünf Sekunden dauern würde, dann könnte es die Seele nicht mehr aushalten und müßte vergehen. Um zehn Sekunden dieses Gefühls zu ertragen, muß man sich physisch umgestalten (...).«

Vogel äußert sich darüber wie folgt: »Der auf das Äußerste veränderte, innere Zustand drängt auf eine Umbildung, auf eine Metamorphose der physischen Existenz. Würde das Geschehen, welches in der Aura sich ankündigt, bis in den Grund der menschlichen Physis sich durchsetzen, so müßte das Unfaßliche sich vollziehen. Eine Transfiguration, eine Verklärung des natürlichen Menschen oder seine endgültige Auflösung.« Und er fährt fort, daß in der Selbstwahrnehmung und im Selbstverständnis von Dostojewski der epileptische Anfall »wie eine das Ganze des Daseins umfassende Wandlungskrisis« erscheint, »in der es um eine letzte und radikale Metamorphose geht. Aber diese kann nicht gelingen, und am Unmöglichen scheiternd, bricht der Mensch unter Aufgabe des Bewußtseins im Krampf zusammen.«

Die Zitate aus Klinik und Literatur bestärken uns in der eingangs geäußerten Vermutung, daß Raffael auch in der unteren Szene eine Verwandlung darstellt. Im Vergleich zu dem, was mit und zwischen Christus und dem epileptischen Knaben vor sich geht, ist alles andere – der Schrecken der erwählten Jünger oben und die Verzweiflung der Familie wie die Ratlosigkeit der zurückgebliebenen Jünger unten – nur Rahmen. Während alle anderen droben oder drunten füreinander unsichtbar bleiben, sind Christus und der Knabe diagonal aufeinander bezogen; sie korrespondieren einander in Blick, Stimme und Gebärde. Dem Rufen des Knaben entspricht das Hören Christi. Beide sind die einzigen (unter 27 Figuren), von denen man offen beide Augen sieht, Christus mit entrücktem, aber doch nach der Seite des Knaben gewandtem Blick, der Knabe mit stark divergierenden Augen, das eine fest auf Christus gerichtet, das andere auf seinen hinter ihm stehenden Vater.

Daß diese Augenstellung nicht zufällig, sondern mit feiner Absicht gewählt ist, zeigt ein Vergleich mit einer Vorstudie, auf der die Augäpfel des Knaben noch in Konvergenz stehen und damit der Blick ganz und ausschließlich auf den Vater gerichtet ist.

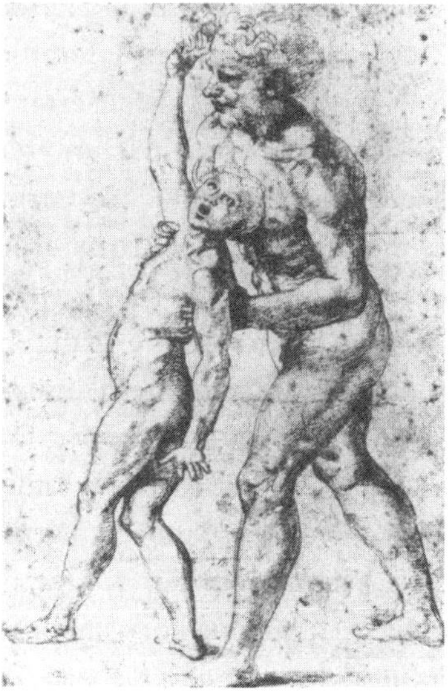

Kunsthistoriker sind unsicher, ob diese Rötelzeichnung Raffael selbst oder einem seiner Schüler zuzuschreiben ist (Robert Randolf Coleman). Ich meine, daß der Hinweis auf die Veränderung in der Augenstellung, die von der Vorstudie zum endgültigen Bild vor sich gegangen ist, dafür spricht, daß Raffael selbst dieses modello gezeichnet hat. Daß die Figuren noch nackt sind, spricht dafür, daß wir hier eine Zeichnung nach dem Leben vor uns haben.

Daß auch der Anfall nach der Natur dargestellt ist, soll die Doppelbildaufzeichnung eines von W. G. Penfield so genannten postural fit zeigen, dessen Ursprung man in der supplementär motorischen Region vermutet. Auf dem Video kommt gut der ikonographisch auch als »vu des adorants« bezeichnete Aufwärtsblick zur Darstellung, bei Raffael, aber wesentlich besser die überkreuzte Extension des rechten Armes und des linken Beines, wodurch eine Gebärde zustande kommt, die die Form eines Kreuzes annimmt. Man kann darin, daß nur Christus und der epileptische Knabe eine Kreuzeshaltung annehmen, eine weitere Korrespondenz sehen, die auf die Gemeinsamkeit im Leiden hindeutet. Eine weitere Entsprechung, wenn auch im Kontrast zueinander, kann man darin sehen, daß Christus aufschwebend, wie schon auferstanden und gen Himmel fahrend,

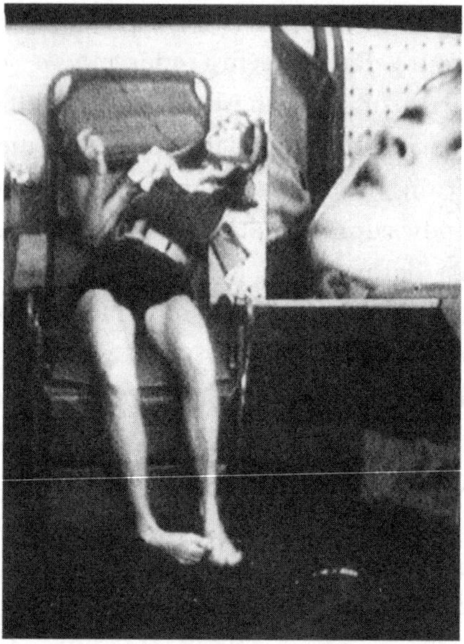

dargestellt ist, während der geradezu herkulisch muskulöse Knabe – schon durch sein Aussehen an den »Morbus herculeus« (eine andere Bezeichnung für Epilepsie) der Alten erinnernd – zu Boden stürzen würde, wenn ihn der Vater nicht hielte. Auch wenn man nicht allen Ausdeutungen folgen kann, bleibt es doch unabweisbar, daß in diesem Doppelbild von Transfiguration und Auferstehung oben und Transfiguration im Anfall unten die den Jüngern wiederholt angekündigte Leidens- und Auferstehungsprophetie transparent werden soll. Raffael – oder sein Auftraggeber, der Kardinal Giulio de Medici – haben damit einen inneren Zusammenhang beider Geschichten sichtbar gemacht, der eine symbolische Parallelität von Leiden, Tod und Auferstehung enthält. Das läßt sich auch theologisch gut belegen. Denn bei Markus geht die Geschichte so zu Ende: »Da (nachdem Jesus dem stummen und tauben Geist geboten hatte auszufahren und ihn nie wieder heimzusuchen) schrie er, schüttelte ihn heftig und fuhr aus.« Dann fährt Markus fort: »Und er lag da wie tot, so daß die meisten sagten, er ist gestorben. Jesus aber faßte ihn bei der Hand und weckte ihn auf: Da stand er auf.« (Markus 9, 25-27) Unmittelbar danach erfolgt die sogenannte zweite Leidensverkündung, in der Jesus den Jüngern erneut vorhersagt, daß er getötet werden und auferstehen wird. Markus gebraucht dafür die gleichen Worte bei Jesus wie zuvor bei dem Knaben. Trotzdem und trotz allem, was sie gesehen und gehört hatten, so liest man bei Markus (und ähnlich bei Lukas), verstanden die Jünger »das Wort nicht und fürchteten sich, ihn zu fragen.«

Rein medizinisch sieht man in Initialschrei, tonisch-klonischen Krämpfen und postkonvulsivem Koma nichts weiter als klassische Symptome eines großen epileptischen Anfalls. Dichter wie Dostojewski sehen darin »eine das Ganze des Daseins umfassende Wandlungskrisis« (Paul Vogel). Theologen dient die Begegnung mit dem epileptischen Knaben gelegentlich als ein Symbol für »Tod des alten, entfremdeten, sündigen und Auferstehung des neuen, aus der Kraft des Glaubens lebenden Menschen« (Walter Schmithals), jedoch ohne Verbindung zur Transfiguration. Andererseits wird die Transfiguration theologisch nicht selten als eine vorweggenommene oder sogar fehlplazierte Auferstehungserzählung interpretiert (Albert Stein), wieder ohne spezielle Begründung durch die nachfolgend erzählte Epilepsiebehandlung.

Beide Geschehnisse unter dem gemeinsamen Skopus einer auf Leiden, Tod und Auferstehung hinweisenden Transfiguration sichtbar gemacht zu haben, ist allein Raffaels bleibender Verdienst. Ich meine daher, daß Raffael in der unteren Szene mit der Darstellung des Epileptischen ein Gleichnis für Leiden, Tod und Auferstehung habe geben wollen. Auch die anderen biblischen Krankengeschichten sind ja nicht nur einfach Wunderheilungen, sondern Hinweise auf eine andere Art von Gesundheit, in der man dem metaphysischen Anspruch gegenüber, den wir Gott nennen, nicht blind oder taub oder lahm ist. In der Geschichte vom epileptischen Knaben tritt, wie wir im Text gehört, im Bild gesehen und von Raffael gelernt haben, die Heilung ganz zurück gegenüber dem Hinweis, den epileptischen Anfall als ein Ereignis zu sehen, das Leiden, Tod und Auferstehung symbolisiert und damit mitten unter uns ein eschatologisches Signal setzt – und den Initialschrei als ein Gebet zu verstehen, das heißt als eine Bitte um Hilfe von oben. Das scheint mir die christliche Botschaft der biblischen Texte sowohl wie des Raffaelschen Bildes zu sein.

Goethe, der das Bild während seines zweiten römischen Aufenthaltes, 1829, mehrmals gesehen hat, wunderte sich sehr darüber, »daß man an der großen Einheit einer solchen Konzeption jemals hat mäkeln dürfen«. Und fragt sich: »Wie will man nun das Obere und Untere trennen? Beides ist eins: Unten das Leidende, Bedürftige, oben das Wirksame, Hilfreiche, beides aufeinander sich beziehend, ineinander einwirkend. Läßt sich denn«, so fragt er sich, »um den Sinn auf eine andere Weise auszusprechen, ein ideeller Bezug aufs Wirkliche von diesem lostrennen?«

(1987)

Anmerkungen zu Epilepsiegestalten bei Dostojewski

Es gab auch andere epileptische Schriftsteller von Rang, etwa Swinburne oder Flaubert, aber für keinen ist die Erfahrung seiner eigenen Krankheit so wesentlich für sein Werk geworden wie für Dostojewski. Meines Wissens sind es fünf Gestalten, in denen er sein Selbstverständnis von Epilepsie zunehmend entfaltet. Es beginnt mit dem »geheimnisvollen alten Murin« (Paul Vogel) in der vor der sibirischen Verbannung verfaßten Novelle »Das junge Weib« (1847), von dem man allerdings nur erfährt, daß er epileptisch war, was für die Anamnese Dostojewskis als ein Argument (unter anderen) dafür gewertet wird, daß seine eigene Epilepsie schon vor seiner Katorga (Zwangsarbeit in Ketten) – wahrscheinlich im Alter von 25 Jahren (1846) – begonnen hat (Piet H. Voskuil).

Die zweite Figur ist Jelena, nach ihrer englischen Herkunft auch Nelly genannt, aus den »Erniedrigten und Beleidigten« (1861), ein rührendes schutzloses Kind, das wie ein »Geschenk Gottes« empfunden wird, das, nachdem sie die Zerstrittenen versöhnt und die Gekränkten erlöst hat, stirbt. Noch wird die Pathogenese der beiden beschriebenen großen Anfälle nur undeutlich und eher allgemein als Höhe und Endpunkte emotionaler Erregungen dargestellt, Nellys Gestalt jedoch, die übrigens von der Mignon Goethes angeregt ist, schon eine zentrale vermittelnde und lösende Bedeutung zugeschrieben. – Ich halte es für möglich, daß die Gestalt dieses epileptischen Kindes Pate gestanden hat bei der Gestalt des anderen epileptischen Kindes in »La Storia« von Elsa Morante, weil von beiden in gleicher Weise ein charismatischer Zauber ausgeht und beide noch als Kinder sterben. Jelena allerdings nicht wie Useppe nach einem Status epilepticus, sondern wohl an ihrem Herzleiden – sie hat, ähnlich wie Mignon, einen »organischen Herzfehler« –, wie uns der Text unterrichtet. Es ist ein makabrer Zusammenhang, daß Dostojewski lange nach der Darstellung eines epileptischen Kindes einen Sohn noch im frühen Kindesalter an den Folgen einer Epilepsie im Status epilepticus verliert (1878). Die drei Gestalten, die in seinen großen Romanen mit und durch ihre Epilepsie eine zentrale Rolle einnehmen, sind der »epileptische Fürst Myschkin« (Hubertus

Tellenbach) im 1868 erschienenen »Der Idiot«, der »phantastisch besessene Ingenieur« (Paul Vogel) Kirillow in dem vier Jahre später erschienenen Werk »Die Dämonen« (1871/72) und der »undurchsichtige verbrecherische Lakai« (Paul Vogel) Smerdjakow in seinem letzten, vor seinem Tode (9. Februar 1881) erschienenen Werk »Die Brüder Karamasow« (1879/80).

Man kann sich drei Richtungen des Fragens vorstellen: Einmal danach, was man aus der Betrachtung der Gestalten über Epilepsie erfahren kann, also ein Fragen in semiologisch-nosologischer Richtung. Dann danach, was man aus der Betrachtung zum Verständnis der Epilepsie Dostojewskis ableiten kann, also gewissermaßen ein Fragen in pathographischer Absicht. Und schließlich danach, welche Rolle Epilepsie und die mit Epilepsie begabten Gestalten im Fortgang der Romane spielen, also ein Fragen mehr in literarischem Hinblick. Ich werde mich nicht strikt an diese Modalitäten halten, wohl aber jeweils durchblicken lassen, in welcher Frageweise ich mich aufhalte.

Grundannahme unserer Anfragen an den Schriftsteller Dostojewski wie an sein Werk ist die Überzeugung, von ihm lernen und in seinen Beschreibungen Wesentliches über Epilepsie erfahren zu können, von dem aus »ein Licht auch auf die Kranken unseres klinischen Alltags fallen« kann (Paul Vogel). In den verschiedenen Gestalten erscheint Epilepsie auf verschiedene Weise. Der Fürst Myschkin leidet seit seiner Jugend an großen Krampfanfällen, die zu der Zeit, da man ihn kennenlernt, im Alter von 26 Jahren, von einer Aura eingeleitet werden, auf die wir noch zu sprechen kommen. Die Anfälle, die beschrieben werden, treten abends auf. Kirillow, dem wir in den »Dämonen » im Alter von 27 Jahren begegnen, hat – wir erfahren nicht seit wann – nur Auren, die sich in cycloleptischer Weise – »in drei Tagen einmal, in einer Woche einmal« – wiederholen. Smerdjakow, der allem Anschein nach ein Stiefbruder der Brüder Karamasow ist, den der Vater als Koch und Diener unterhält, bekommt seit seinem zwölften Lebensjahr »epileptische« – nach der Beschreibung große – Anfälle, die öfter mal in einen Status epilepticus münden. Er nennt ihn »einen langen Epileptischen«, womit Dostojewski wahrscheinlich den Lehrbuchbegriff der »Crise prolongée« übersetzt. Von der Aura erfahren wir wenig (»Krampf in der Kehle«), mehr aber von einer hereditär-degenerativen Ätiologie: Der vermutliche Vater war ein Lüstling und Trinker, die Mutter eine Idiotin.

In diesen Gestalten entfaltet Dostojewski allein schon von seiten der Anfälle eine so breite Palette von Merkmalen, Anfallstypen und Modi ihrer Wiederholung, daß man stutzig werden und sich fragen kann, ob das alles seiner Selbsterfahrung entstammt. Man weiß, daß er selbst große Anfälle hatte, von den ersten fünf, die ich beschrieben fand, waren vier aus dem Wachen, zwei davon spät in der Nacht nach einer Geselligkeit und einer aus dem Schlaf. Zwanzig Jahre später notierte seine zweite Frau, daß er seine Anfälle meist während des Schlafens hatte. Mit 34 Jahren, also neun Jahre nach Beginn seiner Epilepsie, schrieb er an seinen Bruder: »Ich habe alle Arten von Anfällen.« Daß nicht alles auf Selbsterfahrung, sondern manches auch auf Lektüre entsprechender Literatur zurückgeht, scheint mir naheliegend aufgrund der Beschreibung des Verhaltens von Smerdjakow, die sehr der damals geläufigen Lehrbuchmeinung über die sogenannte epileptische Wesensänderung ähnelt. Angeführt werden da Unlogik, Verworrenheit, eine grenzenlose Eigenliebe, eine widerliche und eigentümliche Familiarität, Pedanterie, auch daß er schüchtern und kriecherisch wirkte und daß insgesamt etwas Düsteres und Widerliches von ihm ausging. Man fragt sich unwillkürlich, ob Dostojewski etwa die Beschreibung gekannt hat, die P. Samt zwei Jahre vorher von den »armen Epileptischen« gegeben hat, die »den lieben Gott auf der Zunge, aber den Ausbund von Canaillerie im ganzen Leibe tragen«. Mit »Kanaille« beschimpft ihn auch der alte Karamasow. Dieser Dimension von Epilepsie, die in Smerdjakow, dem »Stinkenden«, »die epileptogene Erniedrigung des Daseins« darstellt, widmet Hubertus Tellenbach eine sehr subtile Untersuchung (Schwermut, Wahn und Fallsucht in der Abendländischen Dichtung, Hürtgenwald 1992). Er schließt daraus, daß die Bestimmung der Wesensänderung, der »von jeher das Hauptinteresse der psychiatrischen Klinik galt, in einer spezifischen Inklination zur Welt des Unten« besteht. Smerdjakow dürfte als der Prototyp dieses Epileptikers angesehen werden. Er »sei der Tiefe verhaftet. Die Höhe gelingt ihm nur als Pseudohöhe.« Seine Krise bestehe »vor allem in der Gefahr, die ihm entsteht, wenn seine angemaßte Höhe bestritten wird, d. h. wenn er unter eine klägliche Mittelmäßigkeit herabsinkt«. Dann zeige sich der Sadismus dieses Typus »in seiner unverstellten Aggressivität – jener Sadismus, der den Epileptiker zu dem für die Umwelt am meisten bedrohlichen Psychotiker macht«. Die in Smerdjakow dargestellte »Nachtseite« (Walter Bräutigam) ist so ungeheuerlich, daß man sich in unwillkürlicher Abwehr fragt, wieviel davon Reflex irrenärztlicher Urteile als Ursache oder Folge von zeitgenössischen Klischees ist. Bekanntermaßen sind Epilepsiekranke sehr geneigt, sich mit dem Urteil der Umwelt über sie selbst zu identifizieren. Aber Dostojewski hat auch dem Fürsten Myschkin, in dem er nach Ansicht aller Rezensenten seine eigene Natur und sein Wesen am Unmittelbarsten wiedergegeben hat und in dem man im Kontrast zu Smerdjakow die Struktur einer epileptischen »Tagseite« erblicken mag, Züge mitgegeben, die nach der ganz vergessenen schönen Studie von Leonie Stollreiter (Über die Epilepsie des Fürsten Myschkin, in: Psyche 15, 1961/62) bei aller Kindlichkeit, Naivität und Zutraulichkeit eine Affinität zu Mißtrauen, Boshaftigkeit, Verleumdung, Taktlosigkeit und eine mühsam verdrängte Aggressivität belegen.

Hubertus Tellenbach kommt am Beispiel des Fürsten Myschkin zur Behauptung einer gewissen Antithese zwischen Epilepsie als Anfallsleiden und Epilepsie als Wesensänderung. Sein Gedankengang ist – obwohl überzeugend – nicht leicht zu replizieren: Er beschreibt zunächst am Verhalten des Fürsten, was er die Struktur des erwachsenen Kindes nennt: »Damit ist nicht nur bezeichnet, daß er sich bei hochentwickelter Intelligenz und Fähigkeit psychologischen Erfassens im Staunen, Vertrauen und in Dankbarkeit ein Verhältnis zur Transzendenz bewahrt habe, sondern auch eine Unerfahrenheit mit den Umgangsformen der Welt der Erwachsenen, ein mangelndes Sensorium für das Diskrete, eine treuherzige Verkürzung der Distanz zum anderen, ohne das Widersprüchliche im Status seines Erwachsenseins zu bemerken. »Myschkins entwaffnender Freimut, seine Offenherzigkeit, die nicht nur, ja wohl nicht einmal zuvörderst ein Problem der Durchlässigkeit von Grenzen ist, sondern viel eher noch eine Frage des Bei-sich-behalten-Könnens von Dingen, die zur Ablage in den Truhen des Vergessens bestimmt sind. Alles, was Myschkin bewegt, drängt auf den anderen hin, in einer bestürzenden Bereitwilligkeit und Unverhülltheit der Äußerung, ja der Veräußerung des Inneren (...). Es ist diese Unmittelbarkeit, welche die Menschen einzig auf ihre Menschlichkeit hin ansieht, mit unverstellten, staunenden, den Menschen suchenden und festhaltenden, seinem Wesen zugewandten, aber an der Welt der Konvention, der Erwachsenenwelt vorbeigehenden Blicken.« Er beschreibt weiter an ihm eine empfindliche Sensibilität »für die Physiognomie des Außerordentlichen«, »eine besondere Empfänglichkeit für all das (...), was sich an den Grenzen des Menschseins abspielt«. »All dies, was sich dergestalt im Phänomen des ›erwachsenen Kindes‹, in seiner inneren Widersprüchlichkeit darstellt, ist dennoch etwas durchaus Geformtes, Typisches, ist Ausdruck einer Gefügeordnung im Sinne einer Struktur.«

Im Weitergehen entdeckt Tellenbach an Myschkin als einem »viel allgemeineren Phänomen« eine »drastische Dialektik von Höhe und Tiefe«. Dieses Alterieren zwischen oben und unten, am dichtesten im Augenblick einer »weltflüchtigen Seligkeit der Höhe im Ewigkeitstrauma der Aura und im Augenblick der Überwältigung durch das Schreckliche der Tiefe«, wird an vielen Beispielen erläutert, in denen es Myschkin immer darum gehen muß, eine Synthese als Mittelung von Höhe und Tiefe zu leisten, daß er aber »diese Synthese je weniger leisten kann, je ausgeprägter das Alternieren von Höhe und Tiefe ist«, daß sein Wesen »vielmehr dann oftmals nichts anderes mehr zeitigen kann als einen mediokren Kompromiß«. Auch dafür bringt er Beispiele, »so etwa in der Erzählung vom Gipfel-Traum der an Neapel erinnernden Landschaft«. Aber während er die Wirklichkeit in der schönsten Aufdrift verläßt, bricht er plötzlich ab, um in dem ephemeren Satz »doch wer kann das alles erzählen, was man so zusammengedacht hat« in eine entschärfte Alltäglichkeit einzulenken, die er dann sogar in Richtung auf das gegenteilige Extrem unterschreitet: »Ich könnte mir aber auch vorstellen, daß man im Kerker ein sehr reiches Leben zu führen vermöchte.« Sogleich entlarvt die scharfsichtige Aglaja diese Tendenz zur Mittelung als schlechte Mesotes, als »Billigkeit«: »Dabei meine ich, Sie haben doch gewonnen, wenn auch in kleiner Münze.« Tellenbach sieht die Wesensart des Fürsten gleichsam exemplarisch für das »so inhomogene Spektrum der epileptischen Wesensänderung«, zusammengesetzt aus der Struktur des erwachsenen Kindes und Zügen einer »seltsam prononcierten Mittelmäßigkeit«. Und er fragt sich am Beispiel von Myschkin, ob diese Mittelmäßigkeit eine Tendenz anzeige, »dem Zerriebenwerden des Daseins von bedrohlichen Alternativen zu entrinnen, jenes Alternieren zu verhindern, da es in kritische Situationen und (...) aus diesen in den Anfall führt?« Wenn das zutreffe, so wäre zu »erwarten, daß Anfälle zwar, unter Umständen, eine Demenz herbeiführen, die Wesensänderung aber hintanhalten würden bzw. daß eine zunehmende Wesensänderung die Krisenfähigkeit bzw. die Anfallshäufigkeit immer mehr einschränken würde«. Als Beispiel für die »aus dem Angelegtsein (...) auf Höhe und Tiefe bei gleichzeitiger kindhaft nachhaltiger Beeindruckbarkeit durch die Physiognomien dieser Extreme« hervorgehenden kritischen Situationen und die Unmöglichkeit, sie entweder in Richtung auf eine »zukunftsträchtige Synthese« oder auf Mittelmäßigkeit hin auszugleichen, stellt er die Konstellation dar, die zu dem im zweiten Teil des Romans beschriebenen Anfall des Fürsten führt.

Ich möchte diesen sich im Roman über zwanzig Seiten erstreckenden Vorgang in der kurzen »ärmlichen Skizze«, wie er selbst bescheiden anmerkt, wiedergeben, die Paul Vogel davon gezeichnet hat: »Soeben hat sich Myschkin von seinem Rivalen Rogoschin, einem aus dem Grunde der Leidenschaft lebenden Menschen, verabschiedet, und er schlendert am Nachmittag dieses hellen und warmen Junitages durch die Straßen von Petersburg. Er ist zerstreut, aber hinter dieser Zerstreutheit vibriert eine quälende innere Spannung, die erst unbestimmt, dann immer deutlicher und zwanghafter den Gedanken aufsteigen läßt, Rogoschin verfolge ihn und werde ihn erdolchen. Die Assoziation eines Gartenmessers, das bei der letzten Unterhaltung auf Rogoschins Tische lag, taucht immer wieder auf, obwohl sein ganzes Inneres sich gegen diesen Gedanken zur Wehr setzt. Hin und her wogt im Inneren des Fürsten der Kampf, krampfhaft versucht er der Entzweiung und der furchtbaren, als Schuld empfundenen Verdächtigung zu entrinnen. Bald sehen wir den Fürsten auf dem Bahnhof, bald auf einer Bank im Park sitzen. Die Uhrzeit wird uns angeben, um vier Uhr, dann um sechs Uhr. Unerträglich wächst die innere Gespanntheit. Gegen sieben Uhr dringt es den Fürsten zu dem Gasthaus, in dem er Wohnung genommen hat. Im dunklen Torweg sieht er eine Gestalt. Er eilt die steinerne Wendeltreppe hinauf, in deren Pfeiler im ersten Stock sich eine Nische befindet. ›Sogleich wird sich alles entscheiden.‹ Da sieht sich der Fürst Rogoschin gegenüber, der mit erhobenem Arm den Dolch gegen ihn gezückt hält. Mit dem Ausruf: ›Parfen, ich glaub's nicht‹, stürzt der Fürst in diesem Augenblick bewußtlos in einem epileptischen Anfall zusammen –. Sein Körper rutscht von Krämpfen geschüttelt Stufe für Stufe die Treppe hinunter.« Der Anfall erscheint »wie ein seelisch motivierter Ausbruch«. Alle von Dostojewski beschriebenen epileptischen Anfälle sind »Affektkrisen«, wie Leonie Stollreiter sie nennt. Daher war auch Freud in seiner berühmten Studie »Dostojewski und die Vatertötung« geneigt, den epileptischen Anfällen Dostojewskis selbst diese Deutung zu geben, sie als »affektive« Epilepsie zu werten und sie damit in die Nähe der hysterischen Konversion zu bringen. Vogel weist jedoch darauf hin, daß die Beschreibungen der Anfälle in dieser Hinsicht gerade nicht eindeutig seien. Seelische Motive gewiß, aber – so fragt er – beginne es nicht mit einer präparoxysmalen Unruhe, die den Erlebnissen und Motiven erst ihre Kraft und Wucht verleihe? Die Darstellung sei immer so gehalten, daß wir nicht herausbekommen können, was die Lawine ins Rollen gebracht habe, die Unruhe im biologischen Untergrund oder die seelisch motivierte Erregung.

Hubertus Tellenbach versucht in einem weiteren Schritt, die Verflechtung von biologischem Untergrund und seelischer Motivation zu fassen, indem er sie aus der »Struktur« – wie er sagt – des Kranken, seinem »Typus« abzuleiten sucht. Nachdem er den zwischen bedrohlichen Alternativen ausgespannten Daseinsgang des Kranken am Beispiel des Fürsten Myschkin dargestellt hat, proponiert er: »Die Voranfalls-Situation ist, was sie als kritische Situation ist, nur aufgrund der Struktur des Epileptikers. Diese Situation aber kann vom ›Organ‹ erzwingen, sie, die Situation, im Anfall abzuwandeln.« So wäre – fährt er fort – »der Anfall nicht unmittelbares Produkt einer zerebralen Fehlfunktion – sondern Antwort des epileptischen Typus vermittels des Zentralorgans auf eine Situation, die ihre Bestimmtheit entscheidend durch den Typus selbst erfahren hat«.

Aber Typus, Struktur? Sind wir da nicht gleich bei der Konstitution und dann beim unveränderlich Gegebenen? Keineswegs, denn diese Vorstellung von Epileptogenese fängt nicht am Ende, beim Anfall an, sondern bei den zum Anfall führenden »kritischen Situationen« und deren Bestimmung. Mit der Formulierung »die Situation im Anfall abzuwandeln« wird ein weiteres Thema angestoßen, bei der die Aura zur zentralen Schlüsselerfahrung wird. Wegweisend wurde hier die Wandlungskrise Kirillows in den »Dämonen«, deren von Paul Vogel erwähnte Beziehung zu Raffaels »Transfiguration« von mir ikonographisch und theologisch ausgeführt wurde und deren Reflexion Tellenbach schließlich mit der Anfrage beschloß, ob von dorther eine künftige Theologie der Angst einen neuen religiösen Horizont erschließen könne. Damit schlägt er ein neues Thema an, das zum Gespräch zwischen Epileptologie und Theologie führen sollte.

(2000)

Zum Konflikt von Kreativität und Krankheit: Dostojewskis Epilepsie

Es gebe über hundert Publikationen über Dostojewskis Epilepsie, sagt James L. Rice, ein amerikanischer Medizinhistoriker, der 1985 die »bisher umfangreichste und eingehendste« (Dietrich von Engelhardt) Darstellung dieses Themas verfaßt hat (seine Bibliographie enthält 866 Titel). Soweit ich die Literatur übersehe, bestimmte anfangs das erkenntnisleitende Interesse der Autoren noch die Frage: War Dostojewski wirklich Epileptiker, hatte er eine echte Epilepsie oder »nur« eine Neurose, wie neuerdings wieder von russischen Autoren diskutiert wird? Bald ging es dann um die nosologische Frage, ob genuin (sprich hereditär) oder traumatisch, sei es als Folge frühkindlicher oder in der sibirischen Haft erlittener extremer Belastungen, wobei auch Konzepte wie »Affekt-Epilepsie« (Richard J. Rosenthal) und »Hystero-Epilepsie« (Sigmund Freud) zur Sprache kamen. Die von epileptologisch versierten Neurologen verfaßten Arbeiten der letzten Jahrzehnte befriedigten ein Interesse an der Zuordnung der Symptomatik von Dostojewskis eigener Krankheit wie der seiner epileptischen Romanfiguren zu der gegenwärtig gültigen medizinischen Klassifikation von epileptischen Anfällen und Epilepsien. Alle stimmen darin überein, daß vor allem die mehrfach beschriebene »Aura«, das heißt die den Anfall einleitenden Wahrnehmungen, wie auch die Persönlichkeitsmerkmale die Annahme einer sogenannten temporalen Epilepsie rechtfertigen, deren Ursache jedoch unbekannt blieb.

Eine Ausnahme bildet die Studie von Paul Vogel »Von der Selbstwahrnehmung von Epilepsie. Der Fall Dostojewski« (1961), die Dostojewski nicht nur als pathographisches Objekt, sondern auch und vor allem als pathisches Subjekt ernst nimmt. Obwohl diese Sehweise auch von Rice intendiert wird, hat er die Publikation von Vogel zwar aufgeführt, aber nicht aufgenommen. Doch hat er in seinem Werk so viel autobiographisches und fremdbiographisches Material zusammengetragen und so viele bisher nicht übersetzte oder nicht zugängliche Quellen erschlossen, daß es heute möglich ist, anhand von Dostojewskis Selbstzeugnissen den Verlauf der Krankheit, ihre sich wandelnde Deutung und Bedeutung im Laufe seines Lebens, ihren Funktionswandel für Dostojewski selbst nachzuzeichnen. Eine solche notwendig nur skizzenhaft mögliche Betrachtung der Selbsterfahrung seiner Epilepsie und seiner Ärzte mag vielleicht auch ein Licht werfen auf die Zweifel und Kontroversen über den psychischen oder organischen Charakter seiner Erkrankung und auch auf die womöglich damit zusammenhängende, bisher aber nicht diskutierte Frage, warum er nie behandelt worden ist.

I.

Fragt man zunächst nach dem Beginn der Krankheit im Spiegel seiner Eigenanamnese, so gab er selbst immer (mit einer Ausnahme) die Zeit seiner sibirischen Haft an, während Freunde schon vor dieser Zeit epileptische Anfälle bezeugt haben. Die Berichte von einem vorsibirischen Beginn sind merkwürdigerweise erst nach seinem Tod publik geworden. Das mag damit zusammenhängen, daß man der Legende von einer in Folge der Haft entstandenen Krankheit nicht widersprechen wollte, zumal sie letztlich auch für seine Rehabilitation und damit seine Entlassung aus der Verbannung entscheidend war, aber auch weil sie ihm die Rolle eines Märtyrers möglich machte, in der er sich, wie Freunde meinten, auch gefiel. Aber es könnte auch sein, daß er seine Anfälle zunächst nicht als Ausdruck von Epilepsie ansah, entweder weil er sie in unmittelbarem Zusammenhang mit Erregungen wahrnahm, oder aber weil sie bewußtseinsfern, etwa im Schlaf, abliefen, oder weil er sie wider besseres Wissen für etwas anderes hielt, er ihre Erkenntnis als epileptische also verdrängt hat. Daraus ergäbe sich die Frage, was er an dieser Erkenntnis nicht zulassen konnte.

Zur Erinnerung an die äußeren Ereignisse seiner Lebenswende: Im Dezember 1849 wurde er – gerade 28 Jahre alt geworden – wegen angeblich staatsfeindlicher Aktivitäten in einem revolutionären (Petraschewski-) Zirkel nach einer halbjährigen Untersuchungshaft zum Tode verurteilt und dann während einer zum Schein inszenierten Hinrichtung zu vier Jahren Zuchthaus mit Zwangsarbeit begnadigt. Nach Verbüßung der Festungshaft in Omsk wurde er Anfang 1854 auf unbestimmte Zeit als gemeiner Soldat in ein Linienregiment nach Semipalatinsk (an der Grenze zu Kasachstan) unweit der Mongolei abkommandiert. Dort wird er dank obrigkeitlicher und privater Protektion 1856 wieder zum Offizier befördert und Anfang 1859 mit Hinweis auf die Anfälle aus dem Militärdienst entlassen. Er war 38 Jahre alt, als er zehn Jahre nach seiner Inhaftierung wieder eine Tätigkeit als Schriftsteller in Petersburg aufnehmen durfte.

In dem ersten Brief, den er (am 22. Februar 1854) nach der Entlassung aus der »Katorga« in Omsk an seinen Bruder Michael schreiben konnte, erwähnt er eher am Rande zum ersten Mal epileptische Anfälle: »Ich lag oft krank im Spital. Meine Nerven waren so zerrüttet, daß ich epileptische Anfälle bekam (...) es kam übrigens ziemlich selten vor.« In einem nächsten Brief an den Bruder wenige Monate später (30. Juli 1854) zieht er das Geständnis schon fast wieder zurück: »Ich hatte Dir schon von meiner Krankheit geschrieben; merkwürdige Anfälle wie Fallsucht, aber doch wieder nicht Fallsucht. Aber tu mir den Gefallen und denk ja nicht, daß ich der gleiche Melancholiker und Hypochonder bin, der ich in Petersburg war. Das ist alles vorbei, ohne einen Rest. In jedem Fall, alles kommt von Gott, alles ist in Gottes Hand.« Indem er den Bruder bittet, nicht zu meinen, er leide an der gleichen Krankheit wie *vor* Sibirien, läßt er zugleich durchblicken, daß der Bruder das denken könnte.

In der trostlosen Einsamkeit in Semipalatinsk entstand eine sehr vertrauensvolle Freundschaft zu dem dort als Bezirksstaatsanwalt fungierenden, wesentlich jüngeren Alexander von Wrangel, der ihn bewunderte. Nach dessen Bericht hat Dostojewski ihm erzählt – und das ist eben die erwähnte einzige Ausnahme, von der vorhin die Rede war –, daß »das erste Zeichen der Krankheit (...) in Petersburg auftrat«. Auch wenn es in den Äußerungen Wrangel gegenüber offen bleibt, wofür Dostojewski seine »Krankheit« hält, so zieht er hier doch eine Linie von seinen Anfällen in der sibirischen Verbannung zu den »Anzeichen« während der vorsibirischen Zeit in Petersburg. Weiter berichtet Wrangel, »daß sein Körper unmittelbar vor der Attacke von einer Art unaussprechlicher Wollust erfaßt wurde«. An anderer Stelle heißt es bei Rice, »daß sein Körper vor Beginn des Anfalls in eine unaussprechliche Empfindung von Sinnlichkeit gehüllt war«. Hier findet man zum ersten – und wie ich meine, auch zum einzigen Mal –, eine nicht literarisch ausgestaltete Beschreibung seiner Aura. Der Begriff Wollust hat auch im Russischen einen erotischen Beiklang. Der Zusatz des Unbeschreiblichen ist nicht als eine blasse Intensivierung zu verstehen, sondern als Charakterisierung von etwas so Besonderem, daß es nicht zu beschreiben ist. Daß in dieser einzigen authentischen Aurafassung Dostojewskis ein Gefühl der Wollust und eine Unbeschreiblichkeit konstitutiv sind, läßt die bekannten literarischen Aurabeschreibungen als sagbare Verarbeitungen, als in verschiedenen Kontexten mitteilbar gewordene Selbsterfahrungen deutlich werden. Als Beispiele seien hier erwähnt die des Fürsten Myschkin, die von Kirillow und sogar die romantische Darstellung eines eigenen Anfalls gegenüber den Schwestern Anna und Sophia Korwin-Krukowskaja, worüber eine der beiden Jahre später berichtet hat.

Die anfangs eher seltenen Anfälle häuften sich bis zu wöchentlicher Wiederholung, als er von einem Bataillonskommandeur, der als Alkoholiker galt, zum Mithalten bei Trinkgelagen genötigt wurde. Das erfährt man von dritter Seite wie auch von Wrangel, den die Wirtin jedes Mal holte, wenn Dostojewski einen Anfall hatte. Von Dostojewski selbst erfahren wir aber aus dieser Zeit nichts darüber. Den Schleier zerreißt dann ein Arzt, der ihm nach einem sehr schweren Anfall auf der Heimreise nach der Hochzeit die Diagnose »genuine Epilepsie« eröffnete, wie Dostojewski selbst Wrangel kurz danach mitteilte. An den Bruder Michael schrieb er am gleichen Tag (dem 9. März 1857): »Hier hat mich das Unglück ziemlich unerwartet heimgesucht. Ich hatte einen epileptischen Anfall, der meine Frau zu Tode ängstigte und mich mit Schwermut und Kummer erfüllte. Ein

Arzt (gelehrt und gründlich) sagte mir, anders als alle bisherigen Ärzte, daß ich eine ›genuine Fallsucht‹ hätte und damit rechnen müsse, bei einem dieser Anfälle durch einen Hals-Spasmus zu ersticken und auf diese und keine andere Weise – zu sterben … Aber was ist davon zu halten? Noch immer ist vielleicht nicht sicher, daß ich eine genuine Fallsucht habe. Als ich heiratete, hatte ich völliges Vertrauen in die Ärzte, die versicherten, es handle sich bloß um Nervenanfälle, die durch eine Veränderung der Lebensweise verschwinden könnten. Wenn ich mit Sicherheit gewußt hätte, daß ich eine genuine Fallsucht habe, hätte ich nicht geheiratet. Um meinen Frieden wiederzufinden und ›genuine‹ Ärzte zu konsultieren und ›Maßnahmen zu ergreifen‹, muß ich sobald wie möglich meinen Abschied nehmen und nach Rußland zurückkehren – aber wie soll ich das bewerkstelligen?« Er hatte sich in Semipalatinsk in die Frau eines kleinen alkoholkranken Beamten abgöttisch verliebt. Obwohl er wußte, daß sie ihn nicht eigentlich liebte, hat er sie bald, nachdem sie Witwe geworden war, im Februar 1857 geheiratet. Der Hochzeit waren enorme körperliche und seelische Strapazen vorausgegangen. Sie fand im Winter im 600 km entfernten Wohnsitz der Frau statt. Bei der kirchlichen Trauung stand die Frau zwischen Dostojewski und dem Mann als Trauzeugen, den sie eigentlich liebte. Obwohl Dostojewski immer noch an der Diagnose zweifelt und sich in seiner Grundansicht, daß die Anfälle nervlichen Ursprungs seien, vielleicht auch durch den extremen Streß bestärkt fühlen mochte, der ihnen vorausgegangen war, wird deutlich, daß sich sein Widerstand vor allem auf den Begriff »genuin« richtet, den er gleichsetzt mit »hereditär«. Doch beginnt er jetzt auch den Vorteil in der medizinischen Diagnose zu sehen, da sie ihm zur Entlassung aus dem Militär, zur Beendigung der Verbannung, zur Einsetzung seiner Ehrenrechte, zur Erlaubnis, wieder zu schreiben, das heißt zu publizieren, und damit zur Rückkehr und zur Wiederaufnahme seiner Existenz als Schriftsteller dienen kann.

So kam es dann, daß er im Januar 1858 seinem Abschiedsgesuch folgendes Attest seines Bataillonsarztes beilegen konnte, zu dem wohl auch Unterlagen aus Omsk beigezogen wurden: »Der Patient ist 35 Jahre und von eher schwacher Konstitution. 1850 hatte er seinen ersten Epilepsieanfall, der sich in Schreien, Gedächtnisverlust, Zuckungen, Schaum um den Mund und Atembeschwerden mit schwachem und schnellem Puls äußerte. Der Anfall dauerte 15 Minuten. Darauf folgten gewöhnliche Erschöpfung sowie die Wiedererlangung des Bewußtseins. 1853 hatte er wieder einen Anfall und seither stellen sie sich regelmäßig gegen Monatsende ein. Zur Zeit fühlt Herr Dostojewski sich äußerst entkräftet; er leidet häufig an Nervenschwäche infolge eines organischen Hirnleidens. Obwohl Herr Dostojewski seit vier Jahren sozusagen ohne Unterbrechung an Epilepsie leidet, hat sich sein Zustand nicht gebessert, folglich kann er nicht im Dienst seiner Majestät verbleiben.«

Daß der Begriff »genuin« in diesem Attest fehlt, das sicher nicht ohne seine Billigung verfaßt ist, fällt uns nicht nur deswegen auf, weil er in den Briefen nach dem Hochzeitsanfall mit dem Begriff hadert, sondern auch weil er ihn in seinem nächsten Bittgesuch durch einen ihm genehmeren ersetzt. Er war zunächst nur nach Moskau entlassen worden. Da er jedoch nach Petersburg wollte, der politischen und kulturellen Hauptstadt, und er – wie Rice schreibt – nach dem Forum strebte, das ihm für seine literarische Karriere vorschwebte, richtete er von dem zwischen Moskau und Petersburg gelegenen Twer (heute Kalinin) aus eine Bittschrift an den Zaren selber, worin er schreibt: »1858 geruhten Ihre kaiserliche Hoheit mir das Recht auf den erblichen Adelsstand zu verbürgen. Im gleichen Jahr nahm ich meinen Abschied (vom Militär) wegen Fallsucht, die in mir erschien, während ich mich noch im ersten Jahr meiner Strafarbeitszeit befand. (…) Meine Krankheit wurde immer schlimmer. Am Ende wird meine Krankheit zu Entkräftung, Tod oder Schwachsinn führen (…). Inzwischen machen mir Ärzte Mut mit dem Vorschlag, mich einer Behandlung zu unterziehen, indem sie ihre Beurteilung mit der Tatsache begründen, daß meine Krankheit erworben sei und nicht erblich. Aber entscheidende medizinische Hilfe kann ich nur in Petersburg bekommen, wo Mediziner sind, die sich auf das Studium von Nervenkrankheiten spezialisiert haben (…).«

Mit dieser Eingabe, die prompt bewilligt wird, dokumentiert er jetzt zwar die Einsicht, daß es sich bei seiner Krankheit um Epilepsie handle, formuliert aber mit der Meinung der Ärzte, daß sie erworben sei, die Hoffnung, einem Schicksal zu entgehen, das zu geistiger und körperlicher Erschöpfung und Tod führt. Obwohl diese Deutung ihm eine Entlastung, einen Krankheitsgewinn verschafft, legt sie zugleich auch offen, warum er sich so schwer zur Annahme einer Epilepsie durchringen kann. Es ist das seiner Ansicht nach mit dieser Diagnose verbundene Verdikt einer zukunftszerstörenden Prognose, das er nicht wahrhaben will, und das er daher wahrscheinlich auch früher wider besseres Wissen nicht wahrnehmen konnte.

II.

Denn er hatte schon *vor* seiner sibirischen Verbannung Anfälle und Zustände, die ihn beunruhigt haben. So berichtet der Schriftsteller Grigorowitsch, der mit Dostojewski die Ingenieurschule der Militärakademie in St. Petersburg besuchte, also aus einer Zeit zwischen dessen 17. und 20. Lebensjahr: »Ein paar Mal bekam er während unserer seltenen Spaziergänge Anfälle. Als wir einst zusammen durch eine Straße gingen, begegnete uns ein Leichenzug. Dostojewski wandte sich rasch ab und wollte auf dem gleichen Wege zurückkehren. Aber ehe er einige Schritte zurückgelegt hatte, trat ein so starker Anfall ein, daß ich mich gezwungen sah, ihn mit Hilfe einiger vorübereilender Passanten nach dem nächsten Laden hinüber zu bringen. Nur mit großer Mühe gelang es uns, ihn zum Bewußtsein zurückzurufen. Nach solchen Anfallen trat gewöhnlich ein Depressionszustand ein, der zwei bis drei Tage dauerte.« Dies ist der erste, durch Bewußtlosigkeit und post-paroxysmale Depression als epileptisch zu verifizierende Anfall, von dem wir wissen. Da er unmittelbar durch einen Todesschrecken ausgelöst war, sei erwähnt, daß Dostojewski später einem Freunde gegenüber geäußert hat, daß ihn etwa zwei Jahre bevor er nach Sibirien ging, also etwa im Alter von 26 Jahren, eine unerträgliche Nervenkrankheit zu quälen begann: »Ich hatte damals oft das Gefühl, ich müsse sofort sterben, und tatsächlich kam dann auch etwas, was dem wirklichen Tod vollkommen ähnlich zu sein schien, (...) deshalb hatte ich mich auch stets vor einem lethargischen Einschlafen gefürchtet.« Andrej, der jüngere Bruder, berichtet, daß er in den Jahren vor der Verbannung (1843–1849) öfter Zettel auf den Tisch gelegt habe mit der Meldung: »Heute werde ich einen lethargischen Schlaf bekommen, daher beerdigt mich nicht vor (soundsoviel) Tagen.« Er hatte also damals schon Ankündigungen. Die »unerträgliche Krankheit« führt ihn zu einem nur wenig älteren Arzt, Dr. Stepan Dimitriewitsch Janowski, den er von 1846 an, also mit 25 Jahren, bis zu seiner Haft und Verbannung 1849 fast täglich aufsucht, manchmal vormittags zu Tee und therapeutischem Austausch und am Abend noch einmal von 9 bis 11 Uhr zu »sehr ernsthaften und herzlichen Gesprächen«. Manchmal blieb er sogar über Nacht, in der Regel, wenn er einen Anfall erwartete. Aus dieser sehr intensiven Arzt-Patienten-Beziehung entstand eine warmherzige Freundschaft. Dr. Janowski, der die Beziehung sowohl in medizinischer wie in persönlicher Hinsicht nach Dostojewskis Tod eingehend beschrieben hat, erinnert aus dieser Zeit drei Ereignisse, bei denen sein Patient schwere, lebensbedrohliche »Anfälle hatte, die als Epilepsie diagnostiziert wurden«. Beim ersten traf Dr. Janowski ganz zufällig – Dostojewski selbst hat das nicht als Zufall, sondern als mystische Fügung empfunden – seinen Patienten auf der Straße am Arm eines Polizisten, den Kopf nach hinten gebeugt, mit dem Ruf, daß er sterbe, gerade als Krämpfe einsetzten. Er fuhr ihn dann in einer Kutsche zu sich nach Hause, überzeugt davon, daß es ein epileptischer Anfall war, wie er auch den Augenzeugen und anwesenden Freunden gleich mitteilte.

Der zweite Vorfall läßt sich genau datieren, weil er sich im Zusammenhang mit dem Tod von Belinski, dem großen russischen Literaturkritiker, ereignete, der am 28. Mai 1848 gestorben ist. Dostojewski kam höchst aufgeregt und agitiert zu Janowski mit dem Ruf: »Alter Freund, ein großer Schmerz hat uns befallen! Belinski ist gestorben! (…) Nach zwei Stunden hörte ich« – so berichtet Dr. Janowski später – »ein extrem heiseres schweres Schnaufen, und als ich mit einem brennenden Licht in sein Zimmer kam, sah ich ihn auf dem Rücken liegen mit geöffneten Augen in Krämpfen mit Schaum vor dem Mund und mit hervorgestreckter Zunge. Hier sah ich« – so fährt er fort – »das zweite Mal die Krankheit im extremen Grad.«

Der dritte und letzte Anfall, den Dr. Janowski selbst gesehen hat, geschah kurz bevor Dostojewski im April 1849 ins Gefängnis kam. Es geschah nach einer »Unannehmlichkeit« während einer der Freitagzusammenkünfte der revolutionären Petraschewski-Gruppe. Dostojewski habe während des Abendessens die Gesellschaft verlassen, weil er sich unwohl fühlte, sei aber anstatt nach Hause zu gehen zu ihm gekommen, um die Nacht bei ihm zu verbringen, oder, wie er gesagt habe, »um behandelt zu werden«. Der Anfall sei, wie Dr. Janowski ohne weitere Einzelheiten berichtet, »akut und charakteristisch« gewesen.

Unabhängig davon, wann genau die Epilepsie bei Dostojewski in Erscheinung getreten ist, ob mit 25 Jahren, wie nach dem Bericht von Dr. Janowski, oder ob schon mit etwa 20 Jahren, wie sein Mitschüler Grigorowitsch behauptet, bleibt es doch eine Frage, warum Dostojewski erst lange danach und nur sehr widerstrebend diese Diagnose annimmt und die Anfälle beim rechten medizinischen Namen nennt. Die biographischen Rückblenden, besonders die Berichte von Dr. Janowski, lassen deutlich erkennen, daß er ein untrügliches Vorwissen von der Natur seiner

Anfälle hatte, denn er hatte ihnen einen eigenen Begriff gegeben, den nur der Kenner mit Epilepsie in Verbindung brachte. Er nannte sie »Kondraschka mit einer Brise«. »Kondraschka« ist, wie Rice ausführlich berichtet, ein Begriff, mit dem man in der russischen Umgangssprache mit einer gewissen Note schwarzen Humors sowohl einen Schlaganfall wie einen plötzlichen Tod bezeichnet. Dazu kommt ein euphemistischer Beiklang wie in unserem Diminutiv »Schlägle«. Zwischen Schlaganfällen und epileptischen Anfällen sah man damals enge Beziehungen. Durch den Zusatz »mit einer Brise« wird »Kondraschka« für den Kenner aber ganz eindeutig ein euphemistisches Synonym für Epilepsie. Denn »Brise« ist die wörtliche Übersetzung von Aura, einer von Galen (2. Jahrhundert n. Chr.) tradierten Empfindung eines seiner Patienten vor einem epileptischen Anfall, die spätestens seit dem Lehrbuch der Nervenkrankheiten von Moritz Heinrich Romberg (1843) zum Terminus technicus für alle Ankündigungen sensibler, sensorischer oder motorischer Art von epileptischen Anfällen geworden ist. Nach Rice war Dostojewski in der Literatur über Nervenkrankheiten dank der ausgiebig von ihm benutzten Bibliothek von Dr. Janowski beschlagen und hat daher auch die Bedeutung des Begriffs der Aura vermutlich schon gekannt.

Mit seinen »Kondraschka«-Anfällen stellt Dostojewski eine vielleicht bedeutsame pathische Analogie zu seinem Vater her. Als Dostojewski auf der Militärschule einmal nicht versetzt wurde, erlitt der Vater einen mit dem gleichen Begriff belegten Schlaganfall. Ein Jahr später erlitt er wieder einen Schlaganfall, an dem er – und nach den Recherchen von Rice nicht, wie behauptet wurde, von seinen Bauern ermordet – gestorben ist. Die in »Kondraschka« mit enthaltene Bedeutung eines plötzlichen Todes spiegelt ebenso die jähen Todesängste in jungen Jahren wie die ihn auch später nie verlassende Angst, an den Folgen eines Anfalls zu sterben, was auch implizit in der Bittschrift an den Zaren zum Ausdruck kommt. Darin, daß ihn das gleiche Schicksal wie seinen Vater treffen könnte, liegt vermutlich auch sein Verständnis der Anfälle begründet. Seine Idiosynkrasie gegenüber der Diagnose einer genuinen Epilepsie hängt wahrscheinlich mit der synonymen Bedeutung von hereditär zusammen, mit der die Bedrohung verbunden ist, das gleiche Schicksal wie sein Vater zu erleiden. So wird es verständlich, daß Dostojewski unter dem Mantel des Begriffs »Kondraschka« schon lange, bevor sie für seine Kreativität existenziell wird, mit den ihm bedrohlich erscheinenden Aspekten seiner Krankheit leidend umgeht.

Unter dem Druck von kritischen Entwicklungen, die sich im Drama seiner Liebesbeziehung und einer unsäglichen Hochzeit verdichten, nimmt er seine Krankheit schrittweise in Facetten wahr, die ihm behilflich sind, Freiheiten zu gewinnen und Bedrohungen zu ertragen.

III.

Je weniger er sich verhehlen konnte, daß seine nervösen Störungen auf eine Epilepsie zurückgingen, desto dringlicher, zugleich aber auch desto aussichtsloser wurden seine Erwartungen an die Medizin. Solange er an sein »Kondraschka«-Konzept glaubte, das noch nicht auf die somato-psychische Alternative der neuen westlichen Medizin festgelegt war, schien ihm die Behandlung von Dr. Janowski, die aus einem Enthaltsamkeitsregime, gelegentlichen Aderlässen und fast täglichen Gesprächen bestand, angemessen. Eine genuine Epilepsie dagegen erforderte »genuine Ärzte« – ein bitteres Paradoxon, da genuin auf die Krankheit bezogen nach dem Wissen der Zeit so viel wie unheilbar bedeutet. Wenn Dostojewski daher in seiner Petition an den Zaren davon abweichend seine Epilepsie als erworben bezeichnet, konnte er damit neben der Schuldzuweisung an die Obrigkeit vielleicht auch die Erwartung verbinden, daß sie damit eher behandelbar werde. Wenn das der Fall war, so mußte er jedoch bald einsehen, daß eine wirksame Behandlung nur um einen für ihn unbezahlbaren Preis möglich sei. Denn wie er selbst nach einem schweren Anfall am 1. April 1861 an Strachow berichtet, haben die Ärzte darauf bestanden, daß eine Heilung seiner Epilepsie nur möglich sei, wenn er das Schreiben aufgebe.

Seither gibt es keinen Ansatz mehr zu irgendeiner ärztlichen Behandlung seiner Anfälle. Er scheint jedwede Möglichkeit dazu, wohl im Wissen, daß sie immer wieder mit einer radikalen Umstellung seines Lebens verbunden sein werde, geradezu verweigert zu haben. Das ist umso erstaunlicher, als er wegen seiner Lungenkrankheit, die ihn seit Anfang der sechziger Jahre zunehmend belästigt hat, durchaus Ärzte aufsuchte und sich selbst mühsamen Behandlungen unterwarf. 1863, also schon wenige Jahre nach seiner Rückkehr aus der Verbannung, schreibt er an Turgenjew, daß es in Rußland keine Spezialisten für seine Krankheit gebe, daß er hier widersprüchliche Ratschläge bekomme und daß er daher das Vertrauen zu hiesigen Ärzten verloren habe. Im April 1863 läßt er sich von drei angesehenen Ärzten, darunter allerdings kein Nervenspezialist, bescheinigen, daß die Behandlung in Rußland keine Besserung seiner Epilepsie gebracht habe und daß er daher die besten europäischen Spezialisten auf dem Gebiet der Nervenkrankheiten, Prof. Trousseau und die Doktoren Herpin und Romberg in Paris und Berlin, aufzusuchen wünsche. Er bekommt ein Stipendium, fährt über Berlin und Wiesbaden, wo er einen Großteil davon verspielt, nach Paris. Hier trifft er seine Geliebte Apollinata Suslowa, mit der er anschließend durch die Schweiz und Italien reist. Von einem Besuch bei den genannten Kapazitäten ist nichts bekannt geworden.

Wenn Dostojewski in der Tat Epilepsie für unheilbar gehalten hat, wie seine Frau behauptet, so hätte er sich auf eine damals weit verbreitete und von Experten unterstützte Ansicht berufen können. Wenn er aber auch so gut in der Fachliteratur beschlagen war, wie Rice annimmt, so hätte er auch hoffnungsvollere Meinungen kennen und vor allem positive Erwartungen an einen Besuch bei Dr. Herpin in Paris knüpfen können, der schon 1852 in einem Buch über erstaunlich erfolgreiche Ergebnisse seiner ambulanten Behandlungen berichtet hat. Aber selbst unter den Kapazitäten, die eine Heilung für aussichtslos hielten, gab es niemanden, der nicht mindestens therapeutische »Maßnahmen« zur Linderung der Anfälle empfohlen hat, die damals allerdings durchweg einen deutlich diätetischeren Charakter hatten als heute. Wenn Dostojewski daher spätestens seit seiner Heirat 1866, wahrscheinlich aber schon früher, wie die Bemerkung im Brief an Turgenjew (1863) vermuten läßt, keine ärztliche Behandlung der Anfälle mehr erfahren hat, so liegt es nahe anzunehmen, daß er von Ärzten keine Hilfe mehr erwartet hat.

Diese über eine verständliche Skepsis hinausgehende entschiedene Ablehnung richtet sich nicht gegen Ärzte oder ärztliche Autoritäten generell, wie Rice aufgrund der ambivalenten Vaterproblematik vermutet – der Vater war Arzt. Die Ablehnung bezieht sich auf ärztliche Beratung hinsichtlich seiner Epilepsie. Es ist unwahrscheinlich, daß dabei eine Antipathie gegen physiotherapeutische Maßnahmen irgendwelcher Art eine Rolle gespielt haben könnte. Denn seine häufigen Herzbeschwerden und asthmatischen Hustenanfälle ließ er mit Pillen, Decocten und Umschlägen behandeln. Es scheint in der Tat so, daß die Empfehlungen, geistige Anstrengungen und Erregungen zu vermeiden und das Schreiben aufzugeben, entscheidend dafür waren, auf weiteren ärztlichen Rat zu verzichten. Eine gewisse Aggressivität wie in dieser therapeutischen »Maßnahme«, deren Befolgung seinen Existenzfaden abgeschnitten hätte, muß ihn schon früh aus der Antwort seines ärztlichen Freundes angeweht haben, als er ihn bei der Rückkehr aus der Verbannung in Twer fragte, woher das Nachlassen seines Gedächtnisses komme: »Das kommt nicht von den Anfällen, sondern davon, daß Du immer zu viel und zu intensiv einer einzigen Idee nachhängst.«

Daß Krankheit und Kreativität einander bedingen können, ist seit der Antike bekannt. Im XXX. Buch seiner »Problemata« stellt sich Aristoteles die Frage: »Warum sind die außergewöhnlichen Männer in Philosophie oder Politik oder Dichtung oder in den Künsten Melancholiker?« Und er fährt fort: »(...) und zwar ein Teil von ihnen so, daß sie sogar von krankhaften Erscheinungen (...) ergriffen werden«. Otto Dörr hat 2001 am Fall Rainer Maria Rilke die Frage »nach der Legitimität einer medizinischen Behandlung solcher Störungen« aufgeworfen. Rilke litt seit seiner Kindheit an Angstzuständen und daraus folgender Unproduktivität, so daß seine Freundin Lou Andreas-Salomé ihm eine Psychoanalyse empfahl. Aber Rilke war skeptisch, dann ablehnend. »Es scheint sogar«, sagt Dörr, »als benötige er dieses Leiden für seine Arbeit.« So äußert sich Rilke dazu einmal in einer vielleicht auch für die Einstellung Dostojewskis nachdenkenswerten Weise: »Die Psychoanalyse ist eine zu gründliche Hülfe für mich, sie hilft ein für alle Mal. Sie räumt auf, und mich aufgeräumt zu finden eines Tages, wäre vielleicht noch aussichtsloser als diese Unordnung.« Oder Viktor von Gebsattel gegenüber, der bereit war, die Behandlung zu übernehmen, daß durch eine Behandlung »eine höhere Ordnung« gestört werde, der er sich beugen wolle, auch wenn es seinen Ruin bedeute. Oder wie er ein andermal diesem gegenüber bildhaft formuliert: »Es scheint mir sicher, daß, wenn man mir meine Teufel austriebe, auch meinen Engeln ein ganz kleiner (sagen wir) Schrecken geschähe, – und (...) gerade darauf darf ich es auf keinen Preis ankommen lassen.«

IV.

Es gibt keine ähnlich klare Äußerung von Dostojewski. Zwar hat er einmal in Twer bei der Rückkehr aus Sibirien auf die Frage, warum er bei seinen letzten Anfällen keinen Arzt zu Rat gezogen habe, geantwortet: »Was soll ich mich in den Händen von Narren schmutzig machen!« Aber das könnte man auch als Geringschätzung von Provinzärzten auslegen, zumal er gerade auf dem Weg nach Petersburg war, wo er auf

Kapazitäten zu treffen hoffen konnte. Aber sein ganzes Verhalten spricht dafür, daß er sich von ärztlicher Hilfe seit seiner Rückkehr aus der Verbannung nach Petersburg nichts mehr versprach. Als einzigen Grund dafür kennen wir nur, daß er zugunsten einer wirksamen Behandlung mit dem Schreiben hätte aufhören müssen, also seinen Beruf als Schriftsteller hätte aufgeben sollen. Wir wissen, daß er diesen schon früh leidenschaftlich verfolgten Weg nicht abbrechen konnte, und daß seine großen Romane nicht entstanden wären, wenn er diesen Rat befolgt hätte. Dostojewski habe, schrieb Paul Vogel, die Epilepsie auf seine Weise als sein Schicksal angenommen. Die Anfälle seien ihm zu einem Element seines Lebens und seiner Lebensgeschichte und zu einer Quelle der Selbsterfahrung geworden, die in seinen Werken einen einzigartigen Niederschlag gefunden habe. Jelena, »das Geschenk Gottes« aus den »Erniedrigten und Beleidigten«, die wahrscheinlich Pate steht bei dem rührenden Useppe aus »La Storia« von Elsa Morante, der »epileptische Fürst Myschkin« in »Der Idiot«, der »phantastisch besessene« Ingenieur Kirillow in »Die Dämonen« und der »undurchsichtige verbrecherische Lakai« Smerdjakow in seinem letzten Werk »Die Brüder Karamasow« sind die aus der erlittenen Erfahrung mit sich selbst hervorgegangenen Epilepsiegestalten.

Wäre er – wie gesagt – den Weisungen der Ärzte gefolgt, so wären diese Werke vermutlich nicht entstanden. Dostojewski hat aber nicht nur seine Krankheit »als körperliche Erzählung« begriffen (Peter Cornelius Claussen), sondern sie auch in seinem Beruf als Schriftsteller immer wieder verdichtet. Damit mag er über jeden literarischen Aspekt hinaus eine exemplarische Funktion gewinnen für eine sich neuerdings als kritische Ergänzung der Schulmedizin begreifende »narrative Medizin«. Weitergehend wäre die sich daraus ergebende Einstellung einer anthropologisch orientierten Medizin, die versucht, Krankheit nicht nur als Beitrag zur Bestimmung des Lebensweges, sondern – wie im Falle von Dostojewski – auch als Preis für ein Lebenswerk zu verstehen.

(2010)

Editorische Notiz

Die Gespräche wurden im Frühjahr 2009 geführt, ein erster Auszug erschien unter dem Titel »Souveränität ist, nichts für Zufall zu halten« in SINN UND FORM 2/2011. Die Texte zur Epilepsie wurden für den Wiederabdruck gründlich durchgesehen und behutsam redigiert.

Nachweise der Erstdrucke

»Wut und Anfallgeschehen«: Psyche, 11. Jahrgang, Heft 1/1948, S. 97–120.

»Leitbilder der Epilepsie bei Hippokrates und Paracelsus«: Jahrbuch für Psychologie, Psychotherapie und medizinische Anthropologie 14 (1966), S. 2–16. Erneut abgedruckt im Jahrbuch Literatur und Medizin, Bd. 4, Heidelberg 2010, S. 187–213.

»Epilepsie metaphysisch betrachtet. Eine Deutung der biblischen Geschichte von dem epileptischen Jungen und von Raffaels ›Transfiguration‹«: Stiftung Michael. Bonn 1987, S. 24–33.

»Anmerkungen zu Epilepsiegestalten bei Dostojewski«: Das ist eine alte Krankheit. Epilepsie in der Literatur. Hrsg. von Dietrich von Engelhardt, Hansjörg Schneble und Peter Wolf. Stuttgart und New York 2000, S. 151–156. Erweiterter Wiederabdruck aus: Epilepsie-Blätter 7 (1994) (Suppl.2), S. 15–17.

»Zum Konflikt von Kreativität und Krankheit: Dostojewskis Epilepsie«: Opus tessellatum – Modi und Grenzgänge der Kunstwissenschaft. Festschrift für Cornelius Claussen. Hrsg. von Katharina Corsepius, Daniela Mondini, Darko Senekovic, Lino Sibillano und Samuel Vitali. Zürich 2004, S. 71–84. Unter dem Titel »Warum ließ Dostojewski seine Epilepsie nicht behandeln?« beim Abschiedssymposium für Dr. Ritva Sälke Kellermann am Schweizerischen Epilepsie-Zentrum am 10. April 2010 in Zürich als Vortrag gehalten.

Biographische Angaben

Janz Dieter, geb. 1920 in Speyer, Nervenarzt, lebt in Berlin. Studium der Medizin in Marburg, Frankfurt, Prag und Freiburg, 1961 außerplanmäßiger Professor in Heidelberg, 1973–88 (emeritiert) ordentlicher Professor für Neurologie an der Freien Universität Berlin. Sein Standardwerk »Die Epilepsien. Spezielle Pathologie und Therapie« erschien 1969 (unveränd. 2. Auflage 1998). Mitherausgeber der Gesammelten Schriften Viktor von Weizsäckers.

Sebastian Kleinschmidt, geb. 1948 in Schwerin, 1991–2013 Chefredakteur von Sinn und Form, lebt in Berlin. 2014 erschien, von ihm herausgegeben, »Botho Strauß. Allein mit allen. Gedankenbuch«, 2015 »Gedicht und Gedanke. Neun Interpretationen«.

Matthias Weichelt, geb. 1971 in Hohenstein-Ernstthal/Sachsen, seit 2013 Chefredakteur von Sinn und Form, Mitherausgeber der kommentierten Nelly-Sachs-Werkausgabe.

Abbildungsnachweise

Raffael, Transfiguration (Öl auf Leinwand, 1520), S. 178 und als Beilage

Raffael, Mann mit von Dämonen besessenem Sohn (Rötelzeichnung, um 1515), S. 190

Aufnahme eines postural fit, Universitätsklinik Bonn, S. 192

Erste Auflage Berlin 2017

MSB Matthes & Seitz Berlin Verlagsgesellschaft mbH
Göhrener Str. 7 | 10437 Berlin
info@matthes-seitz-berlin.de

Satz: psb, Berlin
Druck und Bindung: Art Druk, Szczecin
Umschlaggestaltung nach einer Idee
von Pierre Faucheux
ISBN 978-3-95757-343-8

www.matthes-seitz-berlin.de